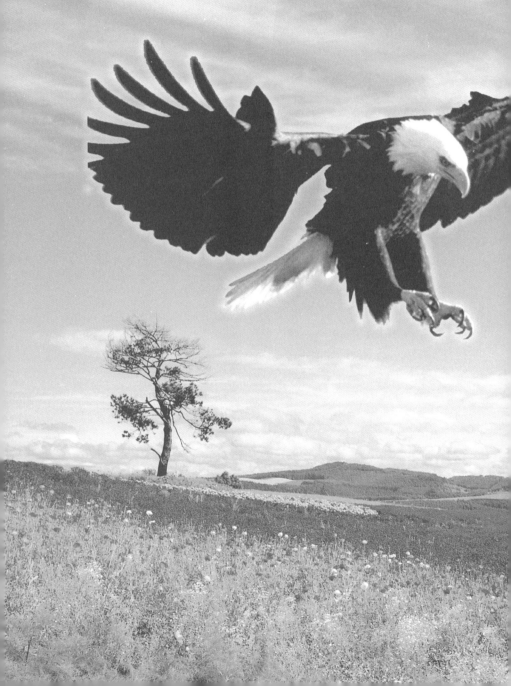

大展好書　好書大展
品嘗好書　冠群可期

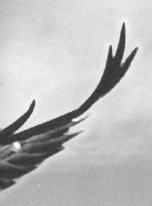

大展好書　好書大展
品嘗好書　冠群可期

武當道教醫藥：2

武當道醫

外科臨證靈方妙法

尚儒彪／編著

品冠文化出版社

《武當道醫臨證靈方妙法系列叢書》
編委會

主　任：李光富

副主任：李光輝　盧家亮　徐增林　范學鋒　呂允嬌

武当靈方济世救
民十年艰辛混沌忠
精髓簇新问岛娱
法永存

贺尚位电名誉"武当靈方济世"可证出版

中国共产党好

社会主义好

伟大祖国好

病贺八十六岁翁蒋荣林

二〇二三年十二月十八日

弘扬道家医学，侍永是壶济世

罗钧

中國印刷集團公司總經理

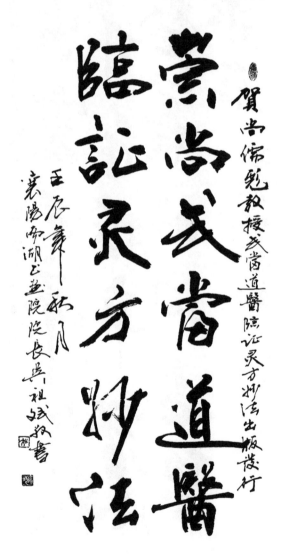

祝尚儒彩先生

盛世崇道德隆盛世美善

妙筆出版

尚儒存年七五

·5·

醫術勝仙

備心如佛

祝尚儒熙同志武當道醫臨證靈方妙法發行

壬辰年孟冬襄陽寒山人書賀

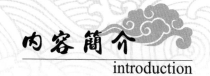

內容簡介
introduction

　　本書是一本武當道教醫藥治療外科病專著，全書共兩篇。第一篇介紹了武當道教醫藥外科專業的基本知識。第二篇介紹了臨床常見的外科病 69 個，書中大部分病種使用現代醫學病名，採用武當道教醫藥的傳統辨證施治方法治療。在各章、節均吸取了不少現代醫學中的先進經驗和先進技術。大部分病證有「辨證要點、鑑別診斷」，這些為臨床醫生能準確地診斷，對證用藥是大有益處。

　　書中首次向世人介紹了筆者家傳秘方和師授秘方數個，還介紹了筆者對深部蜂窩組織炎、骨髓炎、痔瘡、肛瘻採用的武當秘製藥線的掛線療法。還真實地介紹了筆者自創的直腸前突、直腸全層脫垂地點狀結紮治療方法，鉤提法治療肛裂等，供讀者選用。

　　全書講究臨床實用，適合臨床醫生、醫學院校學生、中醫愛好者學習、參考使用。

武當道醫外科臨證靈方妙法

序言
foreword

我雖然沒有專門研究過武當山道教醫藥，但長期在武當山地區生活工作，長期閱讀道教史志及《正統道藏》，長期接觸道教界人士，耳濡目染，能感受到道教與中醫學的密切關聯，對民間流傳的「醫道同源」「十道九醫」等習慣說法也有幾分體悟和認知。

道教與其他宗教相比，其教義思想的最大特色是「貴生」。生，是指生命存在和延續，「貴生」，即珍惜生命、善待生命之意。「貴生」的教義主要反映在三個層面：一是對自己；二是對他人；三是對其他有生命的物體。從這三個層面都可以看出「醫道同源」的軌跡。

對自己，道教追求修道成仙、長生久視，所以特別重視「生」。《道德經》說：「深根固柢，長生久視之道。」《太平經》說，天地之間，「壽最為善」，生命長久存在本身就意味著是最高的善。與生命存在相比，富貴功名都算不得什麼。《抱朴子》說：「'天地之大德曰生。' 生好物者也，是以道家之所至秘而重者，莫過於長生之方也。」《抱朴子》說：「百病不癒，安得長生？」「古之初為道者，莫不兼修醫術」。

道教修道成仙的信仰和理論促使其信奉者孜孜不倦地追求長生不老之藥，並伴隨「內以養己」的炁功，透過導引、辟穀、清心寡慾以達到袪病延年、強健體魄的目的。歷代道士在修練過程中積累了大量有關醫藥衛生、袪病延年、保健強身的知識與方術，它包括服餌外用、內丹導引等方法。

　　醫學治病要研究人的身體，道教養生也要研究人的身體，所以我們在道教《黃庭內景經》中可以看到《黃帝內經》的影響。南朝道醫陶弘景《養性延命錄》高舉「我命在我不在天」的道教生命哲學大旗，強調修道之人如果平時能加強身心修養，注重合理飲食和房中衛生，善於調理，就能保持身心健康，防止疾病萌生。該書強調的「生道合一」的宗旨是「醫道同源」的典型案例。

　　對他人，道教宣揚重人貴生，濟世度人，所以特別重視「生」。《太平經》說：天地之性，萬千事物中「人命最重」。《三天內解經》說：「真道好生而惡殺。長生者，道也。死壞者，非道也。死王乃不如生鼠。故聖人教化，使民慈心於眾生，生可貴也」。在被道教奉為萬法之宗、群經之首的《度人經》中，開卷即宣揚「仙道貴生，無量度人」的教義。道教有以醫傳

道的傳統，如東漢張陵創「五斗米道」是從為百姓治療疫病開始的，張角的「太平道」也是透過為民治病吸引了信眾。

道教認為修練成仙必須做到功行雙全，道士們將各種修練養生的法門統稱為「功」，並認為在練功的同時還必須行善積德，濟世度人，即所謂「行」，只有做到「功行圓滿」，才能得道成仙。而行醫施藥是濟世度人的一大功德，這無疑也會促使教門中人自覺研習醫術，透過治病救人來行善立功德。

對其他有生命的物體，道教宣揚齊同慈愛，萬物遂生，所以特別重視「生」。

道教尊重生命、寶貴生命的思想並不僅僅是針對人的，天地日月、草木鳥獸等萬物的生命都是寶貴的，都需要人們憐憫善待，不可隨意傷害。武當道教敬奉的主神——玄天上帝是主宰天一之神，是水神。《敕建大岳太和山志》說：「其精氣所變曰雨露、曰江河湖海；應感變化，物之能飛能聲者，皆天一之所化也」；「玄帝有潤澤發生、至柔上善、滌穢蕩氣、平靜之德，上極重霄，下及飛潛，動植莫不資焉。」因此，武當道教的玄帝信仰也充分體現了「貴生」的教義精神。古代道醫不僅為人治病，遇到動物有病也會積極

序言

• 11 •

施救，民間傳說道醫孫思邈為小蛇治傷的故事就反映道教齊同慈愛的「貴生」教義。

　　民間「十道九醫」之說，也不是空穴來風。翻閱道教史志就會發現，歷代道士中兼通醫術者不在少數。以武當山為例，宋代以來山志對通醫術為民治病的道士多有記載。元代《武當福地總真集》云：田蓑衣「人有疾厄叩之者，摘衣草吹氣與之，服者即癒。」孫寂然「以符水禳禱為民除疾，眾皆歸之，數年之間，殿宇悉備。高宗詔赴闕庭，以符水稱旨，敕度道士十人。」鄧真官「遠邇疾患，皆奔趨之。」魯洞云「年八十餘，以道著遠，點墨片紙，可療民疾」。葉雲萊「至元乙酉，應詔赴闕，止風息霆，禱雨卻疾，悉皆稱旨。」明代《大岳太和山志》云：王一中（？～1416 年）「符水濟人，禦災捍患，事多靈驗。」張道賢「奉命採藥於名山大川」。雷普明「御馬監馬大疫，檄普明治之，遂息」。《續修大岳太和山志》卷四《仙真》云：黃清一（？～1900 年）「識藥性，苦修煉。晝則入山採藥，和丸濟世」。黃承元（1785～1876 年）「性慈祥，甘淡泊。日以採藥濟世為事」，治癒病人甚多。該志卷一記載：「紫霄宮楊來旺知醫，纂有《妙囊心法》；周府庵鄭信學、蒲高衡、饒崇印知醫；紫陽庵王太玉知外科；自在庵高明達外科。」20 世紀 90

年代初，我在蒐集武當山道教歷史資料時，聽說清末民初武當山坤道胡合貞知醫術、識藥性，曾為武當山周圍許多民眾治癒過疾病；20 世紀 70 年代，我曾見過沖虛庵趙元量道長為民推拿療傷，不取分文，頗受民眾尊敬。所以我和王光德會長合著《武當道教史略》時，專門為胡合貞、趙元量道長立傳，以表彰他們懸壺濟世之功。

尚儒彪先生，道名信德，是武當道教龍門派第 25 代俗家弟子。20 世紀 70 年代初，因開展「一把草運動」進入武當山採挖中草藥，認識了在廟道醫朱誠德，遂拜其為師，學習道教醫藥。經過長期的臨床實踐，他總結整理出武當山道教醫藥的「四個一」療法，即「一爐丹、一雙手、一根針、一把草」，並發表多篇文章介紹武當道教醫藥。尚醫生退休前為湖北省丹江口市第一醫院主任醫師，2002 年被十堰市衛生局評為「十堰十大名中醫」之一。他曾參與編寫《中國武當中草藥志》，著有《傷科方術秘笈》《古傳回春延命術》《中國武當醫藥秘方》《武當道教醫藥》等醫書。

《武當道醫臨證靈方妙法系列叢書》是尚儒彪先生總結研究武當道教醫藥的最新成果，該叢書由內科、兒科、婦科、男科、傷科、外科、方藥 7 個部分組成。作者長期從事中醫藥工作，除本人家傳及師授秘

方外，還注意蒐集、整理武當山歷代道醫治療各種疾病的靈方妙法，並將其應用於臨床實踐，積累了大量的成功經驗。古人云：「施藥不如施方。」現在，作者將自己長期收集的靈方妙法全部公開地介紹給讀者，由讀者斟酌選用，這種做法完全符合道教重人貴生、濟世度人的教義，故樂為之序。

　　　　　　　　　　湖北省武當文化研究會會長　楊立志

自 序

preface

壬辰孟春，當我校完新作《武當道醫臨證靈方妙法系列叢書》，真有新產婦視嬰之感。產婦只需十月懷胎，吾作此書，積累資料數十載，辛苦撰寫近十年。雖經精雕細琢，修改數遍，書中仍有不盡如人意處，但慈母看嬌兒，雖醜亦舒坦。

余幼承家技，自幼受百草香氣薰染，從記事起，常見將死者復活，危重者轉安，常與家人共享患者康復之快樂，亦常為不治者而心酸，遂立志：長大學醫，為人解苦救難。

1961 年我拜名醫齊正本為師學習中醫外傷科，1963 年參加工作進入醫院，曾拜數位名醫為師，有湖北當陽縣的朱家楷，宜昌許三友，襄陽鐵路醫院的鄧鴻儒，襄陽中醫院的陳東陽和馬玉田。參加工作後，我堅持在工作第一線，數年沒有休過節假日，工作沒有黑夜與白天，玩命地工作，換來的是歷屆領導信任，患者喜歡。組織上曾派我到湖北洪湖中醫院學習治類風濕，赴山西省稷山縣楊文水處學習治療骨髓炎，在襄陽鐵路醫院學習治療白癜風，去北京參加「全國中草藥，新醫療法交流會」，使我增長了見識，

大開了眼界。

1971 年至 1973 年曾進修於武漢體育學院附屬醫院，成都體育學院附屬醫院，拜鄭懷賢教授為師，學習骨傷科。1980 年進修於遼寧中醫學院附屬醫院，拜王樂善、田淑琴為師，學習中醫外科、皮膚科共 1 年。20 世紀 80 年代初，我考入湖北中醫學院中醫系，經 4 年系統學習，以優異的成績完成學業。

20 世紀 70 年代初，因當時開展「一根針、一把草運動」，我多次進入武當山採挖中草藥，與在廟道醫朱誠德結緣，遂拜朱誠德為師，學習武當道教醫藥，這一拜，學習便是 40 年。

誰知我越學越覺得自己所知甚少，臨床窮技乏術常遇到疑難，得天時、地利之優勢，有困難即向恩師朱誠德求教，無數次地進入武當山，他每次總能為我釋疑解惑，用樸素的語言和形象的比喻，能使我通曉醫書之理，並語重心長地告訴我，在行醫的道路上要不斷地學習，學醫沒有終點站。

遵師訓，我發憤攻讀醫書，雖未懸梁刺股，但也是手不釋卷，讀《內經》忘了寒暑，背藥性午夜不眠。深山採藥，常拜師於道友，問方於民間，輒嘗盡人間辛勞與苦甜，我曾數次嘗毒，幾經風險，初衷不改，

苦而無怨。經數十年努力，現在我稍有所學，也有了一些臨床工作經驗。飲水思源，朱誠德恩師無私地傳授我道醫真學。

我第二任恩師李光富為我的工作亦給了很多方便。在他的安排下，我拜讀到《正統道藏》，並安排數位道友協助我採挖中草藥標本，收集醫藥文獻，為我撰寫此書作出了很大貢獻。受武當之恩惠比山還重，弘揚武當道教醫藥，義不容辭，我應勇挑重擔，可用什麼形式傳承，吾甚是為難。

武當道教醫藥文化深厚，源遠流長，發掘之、提高之，確為重要。但泥古不化，無以進步，執今斥古，難以繼承，以中拒外，有礙發展，化中為洋，有失根本。細思之，詳考之，本著博眾家之長，理當世菁英，與道教醫藥融會貫通，講究臨床實用，為人類健康做一份貢獻之初衷，我不顧年老多病，十年來上午接診病人，下午至午夜書寫書稿，從未間斷。雖然因用眼過度視力不斷減退，書寫時間太長，累得我頸僵背痛，手困腕酸。只覺得晝夜苦短，甚感艱辛，方信「文章千古事，甘苦寸心知」不是謬言。現書已完稿，我心中歡喜，不能忘我恩師朱誠德毫不保留地傳授道教醫術，亦不能忘武當山的道友，時常與我朝夕

相伴，不能忘那些幫助過我，為我提供過資料，為我講述過武當道教醫藥人物或傳奇故事的均州城裡數位知情老人，在此我再次謝過！

我還應感謝丹江口市的很多領導，對我研究武當道教醫藥給予的大力支持，感謝丹江口市第一醫院諸位領導，在我工作期間，為我研究武當道教醫藥營造了寬鬆的環境，並給予充分時間，更要感謝山西科學技術出版的領導和郝志崗編輯的大力支持，才使此書能順利地與讀者見面。書中不足，是作者水準有限，敬請諒解，並請提寶貴意見。

尚儒彪

前 言

foreword

　　武當道教醫藥的外科病和西醫外科病，有些區別。其不同點是它的病種的廣泛性，它包括了癬、疔、癰、疽、皮膚病、五官病、肛門病等，凡是肉眼能看到的毛病，都屬外科病，甚至有些肉眼看不到的肺癰、肝癰、腸癰亦統歸於外科範圍。

　　外科醫在歷史上最早見於《周禮》一書。其中載有「瘍醫掌腫瘍、潰瘍、金瘍、折瘍之祝藥，……凡療瘍，以五毒攻之，以五藥療之，以五氣養之，以五味節之。」後世醫家鄭玄所注曰：「以五毒攻之謂，今醫人有五毒之藥，合黃螯，置石膽、黃丹、雄黃、礬石、磁石其中，燒三日夜，其煙上著，以雞羽掃取以療瘍。」據鄭玄所注，完全與武當道教醫藥「煉丹法」基本相同。

　　武當道教醫藥「煉丹」歷史非常早。據元代《武當山志》在「隱仙岩」條記載：「古神仙尹喜、尹軌所居。歷代神仙煉大丹於此，丹室爐灶存焉。」在「煉丹池、自然庵」條記有：「馬明生故址，陳希夷次居此處。」「明生所煉太陽神丹，爐灰尚存，非鐵非石。」時至今日，武當山五龍宮西50步，仍然可以尋覓到煉

丹池、自然庵蹤跡。尹喜、尹軌均為周代武當山道人，馬明生是漢代武當道人，從他們在武當山煉丹的時間來看，與《周禮》所載「瘍醫……以五毒攻之」，治療瘍疾的時間是非常接近。因此，武當道教醫藥亦是世界上最早將「丹藥」用於臨床的地方。「丹藥」是一種化工藥品，武當道教醫藥能早在 3000 年前就能製作化工藥品，並能使用於臨床，為世界醫藥界所做出的這一偉大貢獻，是值得我們高興和自豪的。

武當山自古山高林密，地處偏僻，交通十分不便，武當山方圓數百里均屬醫療條件很差的地區。因此，武當山中的修道之人和武當山地區的山民，生病長瘡後只能就地醫治，特別是外科疾病，患者痛苦難熬，醫者目不忍睹。在這種艱苦條件下，許多發憤要精通醫術的道醫，無不先從治療外科疾病著手，所以武當道醫行檔中有「精眼科，通外科，拖拖拉拉到內科」之說。可見武當道教醫藥的學習過程，是由外到內、由淺到深的方式開始的。

在外科疾病的治療過程中，經歷代道醫們勤奮學習，不斷研究，大量臨床驗證，整理出一套較為完整的外科疾病診療體系，包括病因病機、診斷方法、辨證施治、外治方技。

此書從臨床實用出發，本著繼承傳統而不泥古

法，接受新知而不失根本的原則編寫。書中全部採用現代醫學病名，並引用了很多現代醫學技術，對一些危重病例或單純用武當道教醫藥傳統療法，治療效果不可靠者，預後結果不佳的病種，書中都特別強調應請西醫搶救，或用西醫方法配合治療。

這充分體現了武當道教醫藥能實事求是地認識到自己的不足之處，在臨床中既要保證醫療效果，也要保證醫療安全，對病人和對自己都應有高度的責任心。能博採眾家之長，不斷吸收現代醫藥精華，以彌補自己的不足，不斷提高自己的診療水準，這是武當道教醫藥自古對道醫們的要求，也應該是每個醫務工作者應有的品德。

乳房部的外科病和男女生殖系統的外科病，因在本系列叢書中的「男科」和「婦科」兩書中分別都有介紹，故此書中未贅述。

書中所介紹的一些秘方，如「真武益骨丹」「三仙丹」「獨一丹」「武當秘製藥線療法」「頸淋巴結核秘方」，均是筆者首次無私地向世公開的家傳秘方和師授秘方。這些方藥自己在臨床使用 40 多年，對其各治病症均能取得理想效果，至今自己尚未發現能與這些方藥治療效果相似的替代方藥。並且認為這些方藥在臨床仍有無限地開發前景，希望後來者能在此

前
言

基礎上再有新的發現。

當今社會，國泰民安，生活安詳，文化昌明，科技發達，筆者晚年能趕上如此大好時光，為感謝社會如此優待，不惜年老眼花、頸痛腕酸之苦，查經引典，翻閱醫案，抄正筆記，編著此書。因本人水準有限，書中不足處在所難免，請同道高人，批評指正！

尚儒彪

目　錄
contents

武當道醫外科臨證靈方妙法

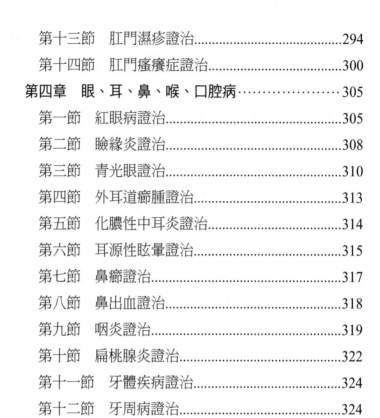

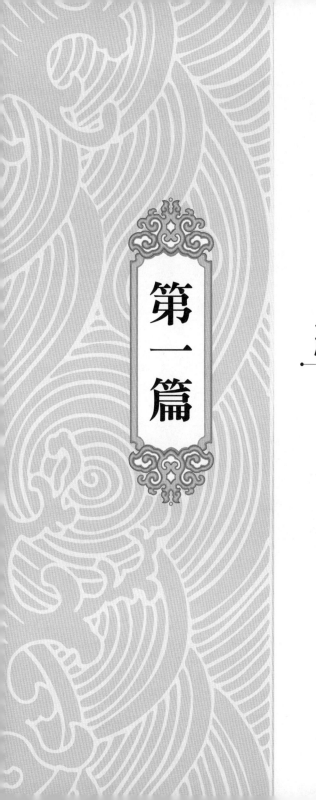

第一篇

總論

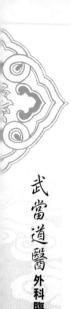

武當道醫**外科臨證**靈方妙法

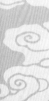

第一章
外科基礎知識

✳ 第一節　外科的範圍

　　武當道教醫藥外科的範圍，大多是外有形狀可見的病症，如癰、疽、癤、疔、丹毒、瘰癧、氣癭、甲狀腺瘤、淺深靜脈炎、皮膚病、肛門病、五官病等，但也包括某些內臟病（如肺癰、胃癰、腸癰）及某些流行時疫（如發頤、時毒等證）。

　　外科疾病一般可分為兩大類，即癰疽和雜症。癰疽是武當道教醫藥外科的基本部分。這不僅是因為癰疽是兩種最常見而重要的疾病，而且廣義地說，它還包括了所有的腫瘍和潰瘍。理解這一點，將有助於學習武當道教醫藥外科的辨證和在臨床時指導治療。

　　一般來說，凡是表現為紅腫高大、焮熱疼痛、未成膿易消散、已成膿者易潰破、潰後易斂、膿液稠黏的都屬於癰，治以清涼消散為主，凡表現為漫腫平塌、不熱少痛、未成膿難消散、已成膿難潰破、破後難斂、膿水清稀的都屬於疽，治以溫經通絡為主。

✳ 第二節　外科疾病的命名

　　武當道教醫藥外科疾病的命名，多以瘡的形狀、部

位、顏色、病因、穴位為依據。例如：

1. 以病的形狀命名的，如乳岩、蛇頭疔、紅絲疔等。

2. 以病的部位命名的，如腦疽、發背、囊癰、腸癰、唇疔、指疔等。

3. 以病的色澤命名的，如丹毒、白癜風等。

4. 以經絡穴位命名的，如人中疔、委中毒等。

5. 以病的大小命名的，如癤、癰等。

6. 以病的特徵命名的，如疔瘡、流注等。

總之，外科病名雖多，臨證時主要還是要辨證施治不為病名所束縛，則不致誤入一病一方的歧途。

✳ 第三節　外科疾病的病因

外科疾病的發病原因，和內科一樣，分為內因、外因、不內外因三種。凡感受風、寒、暑、濕、燥、火六淫而發病的，屬於外因；因喜、怒、憂、思、悲、恐、驚七情的影響而致病的，屬於內因；由跌仆損傷、飲食房室、蟲獸燙火等而成病的，則屬不內外因。

武當道教醫藥外科還常以發病部位來推測其發病原因，如發於人身上部（頭面、頸項）及皮膚淺表部位的疾患，多因於風（風濕或風熱）所引起，因為「風性上行」；發於人體中部（胸、腹、腰、背）所引起的疾患，多因於氣或火（氣鬱或火鬱），因「氣火俱發於中」；發於人體下部的（下肢、前後陰）疾患多因於濕（寒濕或濕熱）因為「水性下趨」。

不過，這僅是一般規律，臨證時還要斟酌病情，推求

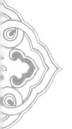

原因，不能單純用發病部位來定病因。就其病因總的來說，其結果仍是像《內經‧生氣通天論》所說：「榮氣不從逆於肉裡，乃生癰腫。」可見無論病因如何，其發病機理不外是營衛不和、氣血凝滯、經絡阻塞所致。

✸ 第四節　外科疾病的診斷

外科疾病的診斷和內科一樣，也是通過望、聞、問、切才能確定屬陰、陽、表、裏、寒、熱、虛、實的。不過外科的診斷，除要注意病者的全身症狀之外，還要特別重視局部的檢查。把全身症狀和局部症狀密切地結合起來，進行辨證，才可能得出正確診斷。現將需要注意辨別的幾點分述如下：

一、辨陰陽

陰陽是八綱辨證中的綱領。欲使瘡瘍的診斷正確，首先必須辨清它的陰陽屬性，是陽證，還是陰證，這樣才能更好地指導治療和判斷預後。

正如《瘍醫大全》所說：「凡診視癰疽施治，必先審陰陽，乃醫道之綱領。陰陽無謬，治焉有差！醫道雖繁，可以一言以蔽之，曰陰陽而已。」

這說明了診斷瘡瘍，如能辨清它的陰陽屬性，則治療上就不會發生或少發生原則性的錯誤。

凡瘡起急驟，全身伴有發熱惡寒、頭痛、口渴、便秘等症狀，局部炎症明顯，瘡形高腫，根腳緊束，皮紅痛劇，未成膿的容易消散，已成膿的容易破潰，膿色黃稠無臭，潰後容易收口，肉芽紅潤而堅實的都屬陽證。反之，

凡發病緩慢，患者體質瘦弱，全身有潮熱盜汗，食少便溏，局部瘡形漫腫平塌，根盤散漫不收，表面不紅不熱，不痛或微痛，或痠痛，或麻癢，未成膿的不易消散，已成膿後不易破潰，已破潰的難於收口，膿水清稀而穢臭，肉芽蒼白水腫，這都屬於陰證。

不過陰陽證的出現，有時並不是很典型的，例如，口微渴而喜熱飲，漫腫而不甚高，疼痛而不甚，微溫而不熱，微紅而色淡，易潰而難收等等，都是既像陽證又像陰證，所以有時又稱之為半陰半陽證。

二、辨　腫

腫是瘡瘍常見的局部體徵之一，而腫的緩急集散的形勢，又常為衡定病情虛實輕重的標準。人的氣血周流不息，如稍有壅滯就會發生腫痛。腫的證型很多，通常有虛腫、實腫、火腫、寒腫、漫腫、風腫、痰腫、氣腫、鬱腫、瘀腫等十種之別。現分述如下：

1.虛腫：

腫勢漫散平塌，肉腫瘡不腫，屬陰證，多發於深部，例如流注、流痰。

2.實腫：

腫塊高突，瘡腫肉不腫，屬陽證，多發於淺部，如癰。

3.火腫：

腫處皮膚既紅又熱，屬陽證，如丹毒。

4.寒腫：

腫勢木硬，色白或黯青，屬陰證，如附骨疽、流痰。

5. 濕腫：

皮內有重墜的感覺，按壓腫處好像爛棉花一樣，如鶴膝風。

6. 風腫：

腫處比較宣浮，隨處發生，游移不定，如游風。

7. 痰腫：

皮膚不紅不熱，它的硬度好像饅頭一樣，如痰核。

8. 氣腫：

皮色正常，不紅不熱，情緒好的時候腫塊就能消散一些，情緒不好特別是發怒的時候，腫塊即能增大，例如乳癖。

9. 鬱腫：

腫塊堅硬如同岩石一樣，如「岩」。

10. 瘀腫：

其原因，一是跌仆瘀血作腫，其來勢急驟，腫處發熱，皮膚不紅，有發脹的感覺；一是產後有瘀血，致經絡阻塞而發腫，腫處皮膚微紅，較堅硬，有發木的感覺。

三、辨痛

痛是因氣血壅滯、阻塞不通而成的，如前人說：「不通則痛，痛則不通。」一句指出了痛的原因。

由於患者邪正的盛衰與導致原因的不一，發病部位的深淺不同，而痛的發作情況也有所不同，同時痛亦要與腫結合起來辨證。例如：

1. 就其疼痛的原因來辨：

（1）虛痛：喜按，按則痛減。

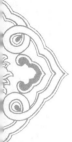

（2）實痛：拒按，按則痛劇。

（3）寒痛：皮色不變，痛有定處，痠痛而不熱，得暖則痛緩。

（4）熱痛：皮色焮赤，灼熱疼痛，遇涼則痛減。

（5）化膿痛：形勢急脹，痛無止時，有如雞啄，按之中軟應指。

（6）瘀血痛：初起隱痛，微脹，微熱，皮色暗褐，繼則漸轉為皮色青紫而脹痛。

（7）風痛：痛無定處，忽彼忽此，走注甚速。

（8）氣痛：流走不定，攻痛無常，時感抽掣。

2. **疼痛與腫結合起來辨：**

（1）先腫而後痛者，其病淺在肌膚。

（2）先痛而後腫者，其病深在筋骨。

（3）痛發數處，同時腫脹並起，或先後相繼者，是時邪或病後餘毒等流注所致。

（4）痛無定處，忽此忽彼，而無腫形者，由風勝之行痹而起。

（5）腫勢蔓延而痛在一處的，是毒已漸聚，其形雖巨，可以無慮。

（6）腫塊堅硬如石不移，日久逐漸腫脹，時覺掣痛者，常為岩證。

（7）腫勢散蔓而無處不痛的，是毒邪四散，其勢方張，變端堪慮。

（8）腫漸堅巨，已成膿而覺痛的，證情多輕；若已成膿而竟不痛的，證情多重。

四、辨癢

俗云：「痛癢相關」，但痛為氣血不通，癢則多為風鬱於肌膚所致。

風性善行而數變，襲入肌膚，走竄四注，則遍身瘙癢，如風癬、隱疹、血風瘡之類。風勝則燥，血燥發癢，常經年累月，不易速癒，如乾疥、痧癩之類。除風癢之外，還有濕癢、虛癢、毒癢、斂癢、血行作癢等之別。

濕癢是因為濕留肌表，血濁不清，積濕生熱，浸淫四竄，黃水頻流，如濕癬。

虛癢是因為脾虛不能統血，血虛不榮肌腠而生，如老年、產生之癢屬之。

毒癢是因為疔瘡大毒，毒氣不能外達，淫溢四散而致肌裡作癢，是屬危險徵兆。

所謂斂癢，係因潰瘍腐肉已脫，肉芽新生，除舊生新，氣血貫注，所以發生輕微的癢感。

血行作癢，係指腫瘍逐漸消散，氣血流通，是將癒的好現象。

五、辨膿

凡腫瘍覺熱而跳痛，按之下陷隨手而起的，是有膿的證據。輕按即痛為膿在淺表，重按始痛其膿必深。深按速起者為水樣物，緩起者為敗醬膿。

一般癰疽瘡瘍，潰後先宜出黃白稠膿，數日後出桃花色膿，最後流淡黃脂水，生肉長皮而癒。

如膿水色白而稀薄，其人必虛，但有因釀膿日久，未及時潰破的，其膿亦較稀。如膿水稀且夾有白色腐塊，乃

屬虛痰。如膿中雜有血液，是屬傷筋血瘀，若膿出污濁如稀水，或腥臭如淤泥，是為敗醬膿，乃正氣大虧，多屬不治之症。

六、辨經絡

經絡為氣血的通道，溝通人體表裏內外，所以說，瘡瘍雖生於體表，但於臟腑則密切相關。如瘡瘍發生於頭頂項背中線者，屬督脈經病，生於頭項腰背兩側者，屬足太陽膀胱經病；生於面部及乳部者，屬足陽明胃經病；生於耳前後者，屬足少陽膽經病；發於脅肋部者，屬足厥陰肝經病；生於手心者，屬手厥陰心包經病；生於足心者，屬足少陰腎經病。

腰背屬三陽，胸腹屬三陰。臂臑伸側屬於三陽，屈側屬手三陰。下肢外側屬足三陽，內側屬足三陰。倘若病害甚大，佈於數經所過的部位，就應該以最初腫痛的部位來辨其經絡之所屬，以便分經用藥。

七、辨脈象

脈象所主病，一般與內科相同，茲不贅述。但同一脈象，發生在腫瘍階段和潰瘍階段有時有迥然不同的意義，這是要特別注意的。例如：

浮脈一般主病在表，而在腫瘍期則多主風，在潰瘍期則為虛。

數脈一般主熱，腫瘍未潰見數脈亦主熱，係邪盛的表現；若潰後仍見數脈，則表示餘毒未盡，癰膿盤裏。

遲脈一般主寒，但在腫瘍時見遲脈，則多為陰寒大症，難以速癒；而潰瘍見遲脈，則表示邪氣已衰，元氣

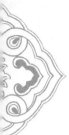

不充。

滑脈一般主有痰飲，但外科疾病見滑脈，除確有痰宜祛痰外，無痰者都是好現象，是氣血充沛，預後良好的表現。

澀脈一般主血少津傷，但如腫瘍而見澀脈，則為毒邪阻滯。澀而有力為實，澀而無力為虛。若潰瘍見澀脈多主病脈相應，宜加溫補。

總之，「瘡瘍未潰之先，脈宜有餘；已潰之後，脈宜不足。未潰而見有餘之脈，毒氣盛也，攻之不必遲疑；已潰而見不足之脈，毒氣陷而元氣虛，須補陽以托毒，人參、黃蓍，不可緩也，已潰而見有餘之脈，毒氣盛而元氣滯，須補陰以化毒，地黃、當歸及以投也」。

八、辨舌苔

辨認舌質和舌苔，常可幫助診斷，這對中醫外科來說也很重要。正常舌的顏色是淡紅，無苔或只有很薄的一層淡苔。舌苔薄白而潤主有風寒，薄白而乾燥則主燥，苔薄白而舌質紅則為風熱，苔白而膩主有寒濕。黃苔主熱，苔白轉黃，主熱邪由表入裏，淡黃者其熱輕，黃厚而糙者其熱重，苔黃而膩則主濕熱。苔灰黑而燥裂為熱極傷陰，灰黑而濕潤則主虛寒。

✹ 第五節　外科疾病的預後

外科疾病的預後，可透過善惡、順逆來做判斷。所謂善，就是好現象，惡就是壞現象，順就是正常現象，逆就是反常現象。

關於善惡，歷來醫家有五善七惡之說。在預後上認為五善見三則吉，七惡見二則凶。

一、五 善

動息自寧，飲食知味，一善也；便利調勻，二善也；膿清腫消，三善也；神采精明，語言清亮，四善也；體氣平和，五善也。

二、七 惡

煩躁時嗽，腹痛渴甚，或瀉痢無度，小便如淋，一惡也；

膿血大洩燉腫尤甚，膿色臭敗痛不可近，二惡也；

喘促短氣，恍惚嗜臥，三惡也；

目視不正，黑睛緊小，白睛青赤，瞳子上看，四惡也；

肩背不便，四肢沉重，五惡也；

飲食不下，服藥而嘔，食不知味，六惡也；

聲嘶色敗，鼻色青赤，面目四肢浮腫，七惡也。

三、順 逆

可分瘡瘍初起、膿成、已潰、生肌等四個階段來觀察。

1. 初起順症與逆症：

順症，頂高根活，色赤發熱，燉腫疼痛，日漸高腫。逆症，頂平根散，色暗微腫，不熱不疼，身體倦怠。

2. 膿成順症與逆症：

順症，燉腫痛熱，皮薄光亮，飲食知味，二便調和；逆症，腫堅色紫，難膿不腐，口乾作渴，煩躁不寐。

3. 已潰順症與逆症：

順症，膿稠色鮮，腐肉易脫，腫減痛消，身輕口和；逆症，皮爛膿稀，肉堅不腐，腫痛不減，心煩不眠。

4. 生肌順症與逆症：

順症，新肉易生，創口易斂，無痛微癢，飲食增進；逆症，膿水清稀，新肉不生，色敗腐臭，飲食不進。

上述善、惡、順、逆歸納起來，不外：①陽證則善則順，預後佳，陰證則惡則逆，預後劣。②僅有局部症狀而無全身症狀者預後佳，有全身症狀，尤其邪毒內陷者難治。③精神、營養、睡眠、食慾、二便如常者預後佳，反之預後劣。

❋第六節　武當道教醫藥外科部分秘方

一、三仙丹

【功用與主治】提膿、祛腐、脫管、生新、止痛、止癢。主治各種瘻管、竇道、骨髓炎、各種有腐肉而瘡口久不癒合者、各種癰、疔、關節冷痛、皮膚瘙癢，皆有神效。

【方藥】水銀 30g，火硝 30g，枯礬 30g。

【製法】先將枯礬、火硝分別研末、混勻，堆放於丹鍋內，當中壓一小窩，將水銀倒在窩內，取一細瓷大碗扣在丹鍋上，用 5cm 寬的棉紙，塗上糨糊，搓成紙繩，壓在碗和丹鍋縫處，然後用熟石膏粉，用醋調成糊狀，厚厚地堆於紙繩和碗周圍，加砂子與碗底平，在碗底窩內，放 7 粒白米，以觀察火候之用。

在碗底上壓一個 1000～1500g 重的鐵塊或石塊，以免燒藥過程中，碗被沖開。然後鍋穩端地放在火爐上，開始燒火。先用小火，燒煉 1 小時，再用中火燒煉 1 小時，最後，用大火燒煉 1 小時。至碗底大米成深褐色為度，丹鍋離火，冷卻，輕輕去除砂子、石膏、紙繩，揭開碗，碗底附著一層紅黃色粉末，即是丹藥。用小刀刮淨丹藥，研末，裝瓶備用。

九一丹即是九份熟石膏粉，一份三仙丹合均外用，二八丹、五五丹均是三仙丹與熟石膏粉相配，三仙丹含量越高者，其祛腐脫管力量越強，三仙丹含量越小，其祛腐脫管力量越弱。臨床常根據需要，配製成「九一、二八、五五丹」。

二、獨一丹

【功用與主治】提膿、祛腐、脫管、生新、止咳、止痛。主治各種瘻管、竇道、骨髓炎、各種有腐肉而瘡面久不癒合的瘡面、小兒咳喘、婦人痛經。

【方藥】白胡椒。

【製法】將白胡椒研成極細末，可以乾撒瘡面，或用白胡椒及水製成藥捻插入瘻管或竇道內。或以此藥粉外貼穴位，可止咳、止痛。凡對「三仙丹」中汞過敏者，均可用此藥代替。

三、武當道教醫藥秘製藥線製法

【方藥】大黃 15g、黃連 15g、黃柏 15g、白芷 15g、大戟 15g、芫花 15g、地榆 15g、防風 15g、甘遂 15g、血竭 15g、乳香 15g、沒藥 15g、銀花 15g、巴豆 15g、連翹

15g、茯苓 15g、海藻 15g、壁虎 6 條、京墨 10g、花蜘蛛 30 個。

【製法】上藥除壁虎、京墨、花蜘蛛將 17 味藥物加水 1400ml 置沙鍋內煮沸 30 分鐘，然後將所煮藥水倒出，再加水 700ml，煮沸 30 分鐘，然後再將所煮藥水倒出，再加 700ml 水，再煮沸 30 分鐘，再倒出所煮藥水，將 3 次所煮藥水過濾去渣，再將壁虎、京墨、花蜘蛛和生絲線 64g 一同放入水中，火上燒開煮沸 10 分鐘，撈出絲線曬乾，再入藥水中煮 5 分鐘，撈出絲線曬乾，如此反覆，每次煮 5 分鐘撈出曬乾，直至藥水煮乾為止（絲線不能煮焦）。

製作藥線一般選擇三伏天，太陽光強，藥線乾得快，以免隔夜藥水變質，藥線功能與主治，在書中已有介紹，此處不贅述。

第二章

外科病的治法

外科的治療方法分為內治和外治兩大類。內治法從整體出發辨證施治，但其中透膿、托毒等法則是武當道教醫藥外科特殊之處。外治法中除外用藥、手術療法外，還有其他療法，也是外科的獨特療法。

在具體運用中，應根據患者的病情不同，制定內治和外治的法則，方能收到佳效。

第一節　外科病的內治法

根據疾病的發生及其症候的轉化情況，可將外科疾病分為初期、成膿、潰後三個階段，治療中按臨床不同階段，靈活應用消、托、補之法，是外科內治法的總綱。

一、消　法

是用消散的藥物，使初期的腫物得到消散，免受潰膿及開刀之苦的方法。使腫痛消散於無形，是外科早期的主要治法。

此法適用於沒有成膿的初期腫瘍。由於疾病的病因不同，故治療時應針對病因病情，運用不同的療法。

常用消法為：表邪者宜解表，裏實者宜通裏，濕阻者宜燥濕，熱盛壅結者宜清熱，寒邪凝結者宜溫陽通絡，痰凝堅結者宜化痰軟堅，氣滯者宜理氣，血瘀者宜化瘀和

營，祛其所因，清其病源，均是內消的措施。即是不能內消，也可移深居淺，轉重為輕。

腫瘍的消散與成膿之演變取決於邪正交爭的轉化，而二者是相輔相成的。若腫瘍已成膿，則不可再用內消之法，以免毒散不收，氣血受損，致潰後遷延難癒。

二、托法

腫瘍初起失於早治，或消之不盡，氣已結聚，勢將化膿，氣血漸虛，毒邪深沉散漫，不能起發高突，難以膿潰，此為正虛邪戀之象。

治療手法，以扶助正氣，托毒外出，以免毒邪內陷。常用的手法有透托法和補托法，兩者區別點是毒盛而正氣不虛宜透托，毒盛而正氣已虛宜補托。

1. 透托法：

適用於腫瘍或成膿階段，正氣不虛而毒邪熾盛，不能及時潰膿者。

【用法要點】透膿不宜過早，在腫瘍初起或未成膿時禁用，臨床應用均加二花、連翹等清熱解毒之品，以挫毒邪之炎炎之勢，兼有外邪者，適當隨症加減。

2. 補托法：

適用腫瘍正虛毒盛，瘡瘍腫勢散漫，體虛不能托毒外出者。

【用法要點】瘡瘍難潰難腐，或潰後堅腫不退，膿水清稀，正虛不能托毒外出，故治療中應以參耆等扶正，佐以銀、菊等清熱解毒。不宜用於正氣不虛而毒盛之證，以防補虛助火，滋長毒邪。

三、補 法

　　腫瘍後期，毒邪已去，患者面色蒼白而神疲，元氣虛弱，瘡口難斂，新肉不長，均為正氣虛弱。治以「虛者補之」，用補養藥。恢復其正氣，助養其新肉，使瘡口早癒，故補法多在腫瘍後期。

　　外科的虛證與氣血臟腑有關，應用時應根據症狀，氣虛者益氣，血虛者補血，陰虛者滋陰，陽虛者助陽，肝腎不足者滋養肝腎，脾胃弱者調理脾胃，糾其偏盛，益其不足，而達到消除正虛之目的。但毒邪未盡時，切勿妄用補法，以免餘邪復燃，或毒邪留戀，引起變證。

✳ 第二節　外科病常用的辨證治法

　　外科內治在以消、托、補三大法則為綱的基礎上，由於罹受病因的不同，症狀表現各異，以及各種不同轉歸中出現的症候群不同，因而在具體施治中相應也有許多治法。這些治法除消、托、補法外，尚有解表、通裏、清熱、理濕、和營、祛瘀、理氣、通絡、化痰、軟堅、溫養、滋陰、補虛、養胃等法。

一、解表法

　　解表法是用發汗的藥物，以開洩腠理，使留於肌表之外邪，隨汗而解之法。《內經》云：「汗之則瘡已。」解表法分為辛溫解表與辛涼解表兩種。

　　【常用方】銀翹散、牛蒡解肌湯、荊防敗毒散。

　　【用法要點】辛涼解表以微汗解表與清熱解表並用，辛溫解表以發汗宣表，驅逐外邪施治，均用於邪實在表，

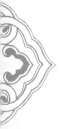

為消散早期腫瘍，使邪從汗解之劑。凡瘡瘍潰後，日久不斂，體質虛弱者，即使有表證存在，亦不宜發汗太過，否則汗出過多，體質更虛，而引起痙厥、亡陰之變。

二、通裏法

通裏法是用通腑瀉下的藥物，通利大便，蕩滌腸胃，使蘊結於臟腑體內的邪毒，得以疏通而出之法。適用於瘡瘍早期而有熱毒入裏，內結便秘的實熱之證。通裏法又分為攻下法和潤下法兩種，攻下法用於裏證實證，常見高熱煩躁，口渴飲冷，腹脹便秘，脈沉數有力，舌苔黃膩或黃糙，癰腫毒熱熾盛者。

潤下法用於津液不足，脾約腸燥，大便秘結之證，患者陰虛火旺，口乾食少，舌乾而紅，脈象細數，是為津枯便秘，宜增液洩熱，潤下通裏。

【常用方】攻下法用內疏黃連湯、大承氣湯、大黃牡丹湯，潤下法用潤腸湯。

【用法要點】攻下法根據臨床的表現，可隨症加減。對年老體弱，女性妊娠或月經期，尤須慎重，以免損傷正氣，而使毒邪內陷；對於表邪未解而裏實已成的表裏同病，宜表裏雙解，常用防風通聖散之類。潤下法用於陰虛便秘，以潤腸緩下則正氣不損。凡下法應以邪祛為度，以免造成「下多亡陰」之變。

三、清熱法

是以寒涼的藥物，用以瀉火解毒之法。適用於實火熱毒的疾病，凡是癤、疔、癰、有頭疽等證，有火毒熾盛症狀表現的，不論初期、成膿、潰後以及火毒橫逆而致毒陷

走黃都均可應用。本法可分為清熱解毒、清熱瀉火、涼血清熱 3 種。

清熱解毒用於瘡瘍局部紅腫熱痛，惡寒發熱，或高熱不解，舌苔薄白或黃，脈數的火毒熾盛之證；清熱瀉火用於熱毒熾盛，高熱而汗出不解，口渴喜飲，舌苔黃膩或糙黃，脈洪數者；涼血清熱用於毒入營血，局部焮紅灼熱，高熱煩躁，口渴多飲，舌質紅絳，脈數者。

【常用方】清熱解毒用五味消毒飲；清熱瀉火用黃連解毒湯；涼血清熱用清熱涼血湯。

【用法要點】清熱法用於實火熱毒之證，由於症狀表現不一，而有清熱解毒及清氣分、血分之別。臨床可結合辨證，相互配用，對一些毒熱猛劇，變易極速者，在涼血清熱中重用解毒之品，以止其毒邪橫逆；如並見神昏譫語，用紫雪丹以清心開竅；出現虛熱，宜養陰清熱，選用增液湯，以清熱生津，使津液復而餘邪息。

因虛火與實火兩者在治療上截然不同，故凡瘡瘍火毒未盡，形氣病氣俱見有餘者，則不論初期、成膿、潰後，均宜清熱以消餘毒，但應中病即止，切勿過劑，以免造成苦寒傷胃之弊。

四、理濕法

是用化濕和淡滲的藥物，以祛除濕邪之法。由於濕邪黏膩而凝滯難化，又可生熱化火，所以濕邪見於瘡瘍的，以濕熱鬱蒸多見，如夾風的風濕，兼寒的寒濕，因而理濕法的運用，應結合兼併的外邪，採用相應的清熱、祛風、散寒之法，這在臨床是極為重要的。理濕法在外科疾病方

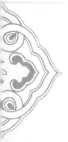

面可分為清熱利濕、祛風勝濕、散寒化濕 3 種。

清熱利濕適用於濕熱鬱蒸或下注之證，以患者下肢為多，如局部灼熱疼痛，口渴不欲飲，小便短赤，舌苔黃膩，脈數等症。

祛風勝濕適用於風濕相搏之證，如局部關節疼痛，惡風身熱，舌苔白膩，脈象浮細或沉細。

散寒化濕適用於寒濕內襲之證，如局部筋骨疼痛，不紅不熱，惡寒發熱，舌苔白膩，脈緊。

【常用方】清熱利濕用五神湯、平胃散、萆薢化毒湯；祛風勝濕用羌活勝濕湯；散寒化濕用獨活寄生湯。

【用法要點】理濕法一般按濕邪留滯三焦論治，上焦宜化，中焦宜燥，下焦宜利。因濕先下受，淡滲利尿使濕邪自小便外達，是治濕的大法。在外科領域中，濕邪浸淫肌膚，可生瘡腫、濕疹，濕熱下注可見肛癰、下痢，濕熱蘊結腸胃可見脘腹脹悶。

濕熱易傷陰津，而理濕之品，每多傷陰，故對陰虛體弱，津液虧損者，一般不宜使用，慎防陰津難復。

五、和營法

和營法是以調和氣血的藥物，使經絡疏通，氣血流暢，從而達到改善瘡瘍症狀為目的的方法。和營法可分為活血和營與益氣和營兩種，前者適用於腫瘍早期及部分中期瘡瘍，而有氣血凝滯，腫塊未消現象者。後者適用於成膿階段和潰後，以使蒸騰腐化而托毒排膿。

【常用方】活血和營用消毒聖神湯；益氣和營用四妙湯。

【用法注意】和營與祛瘀，雖同為調血之法，但二者有原則上的區別。和營在於調和營血的循行流暢，以維持全身的功能活動，而祛瘀則是破其瘀阻，通其壅塞，以改善血行為法。因而和營法在外科臨床上應用最為常見，但一般很少單用，多根據不同症狀配合其他治法並用，以達到相輔相成的治療作用。只有詳審之陰陽及虛實寒熱的表現，靈活施治，才不致變證。

六、祛瘀法

祛瘀法是用活血破瘀的藥物，以疏通瘀阻，使經絡血脈得以流暢，而達消腫止痛目的之法。適用於氣血瘀滯所致的瘡瘍、急腹症等早期。

祛瘀法在外科臨床上，用於腫瘍局部紅腫堅硬而疼痛較劇的，或潰後堅腫疼痛不減難以生肌收斂的瘀滯不化之症，常配合清熱、理氣、益氣、溫經等法同用。對於急腹症瘀滯所致者，則常配合通裏攻下之法。

【常用方】桃紅四物湯、活血散瘀湯、大黃牡丹湯。

【用法注意】外科瘀血疾病在病因病機上各有不同，有屬血瘀為主者，有屬病機變化中的兼夾現象者，故具體運用時，既要分別主次，又要配合其他治法。

桃紅四物湯具有養血活血祛瘀的良好作用，對一般瘀阻之證，可作為祛瘀法的基本方而隨證施治。如毒熱之邪內蘊，氣滯則血瘀而成腫瘍，症見高熱腫痛的，則加銀花、連翹、山梔等清熱解毒藥；寒凝血脈，運行受阻而致瘀腫疼痛的，則加桂枝、乾薑、附子等溫經祛寒藥；以氣滯為主，由於氣機受阻而絡脈鬱而不通，瘀血停留而結腫

疼痛者，則加香附、鬱金、枳殼等理氣藥以破除滯氣，推動血行；因氣虛無力推動血行的，則加黃耆、黨參等益氣之品，以行氣活血；因損傷引起瘀阻的，治宜活血逐瘀。急腹症的瘀凝劇痛，為不通則痛的熱毒內結徵象，治從通腑逐瘀，如用大黃牡丹湯治療腸癰。

祛瘀藥物，性屬溫熱者較多，故證見火旺者，氣血虧損者，均宜佐以適當之藥，防範於治療之初，以免產生弊病。

七、理氣法

理氣法是用疏導行氣的藥物，以宣通氣機，調和氣血，以達行氣解鬱、止痛消腫作用的方法。外科疾病的發生，氣血凝滯者最多。理氣法在外科臨床上一般分為理氣活血、疏肝解鬱兩種。理氣活血適用於腫瘍初起，因氣滯而致血壅結腫，症見硬結腫痛，或局部板滯，軟綿痛輕，舌苔薄白，脈弦或細數者；疏肝解鬱適用於病在肝膽兩經循行部位，腫塊堅硬如石，或質較軟而能隨情志的喜怒而消長，疼痛時輕時重，舌苔薄膩或黃，脈弦數者。

【常用方】木香流氣飲、逍遙散。

【用法注意】理氣法為外科常用治法之一，一般很少單用，多是依據症狀和病機變化的表現，結合其他治法並用，故不論外科疾病的哪個階段，調理氣機都是調整氣血、經絡、臟腑正常活動不可缺少的措施。在內消、補益、理濕、活血、通絡方劑中，均可加入理氣之品，以增強其療效。

理氣藥物大多辛香而燥，重用或久用則易耗傷津氣，

故對血虛、陰虛以及火旺等證須慎用。

八、通絡法

是以溫經通絡的藥物，使陰寒凝滯經絡之邪，得以溫煦而驅散的治則。血得溫則行，遇寒則凝，寒凝血滯，則絡脈閉塞不通，治宜通絡。通絡法一般分為溫經通陽、溫經散寒兩種。

溫經通陽法適用於寒痰凝於筋骨，局部漫腫痠痛，不紅不熱，全身畏寒，舌苔白，脈沉細或遲等體虛內寒之證；溫經散寒法適用於寒濕襲經絡，局部漫腫痠痛或隱痛，不紅不熱，惡寒身熱，舌苔白膩，脈遲緊或沉等體虛外寒之證。

【常用方】陽和湯、桂枝加當歸湯、大防風湯。

【用法注意】通絡法適用於絡脈痺阻之外科疾病，但應視其兼夾之症，如兼夾濕、痰、風等邪而佐以相應治法。陽和湯可治療陰寒痰濁凝結所致的流痰證，桂枝加當歸湯可用於脫疽早期寒濕瘀阻絡脈階段，也可用於寒邪侵襲肌膚而致氣血瘀滯的凍瘡腫塊，均取其溫通散寒，和營活血之功；大防風湯適用於體虛寒凝所致的附骨疽等，以補虛祛寒。但寒邪深著日久，鬱而化熱，勢將釀膿，脈由遲轉數的，則不宜本法，而宜用托法以扶正托毒。對於證屬陰虛有熱的，因溫燥辛熱之品均能助火劫陰，也不適用本法施治，以免造成變症。

九、化痰法

化痰法是用祛痰的藥物，以化其痰濁，疏其氣機的治則。痰之為病，多由各種不同的病因所感，故化痰法的應

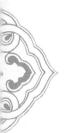

用，須針對不同的病因，配合其他治法同用才能得到化痰消腫之效。

化痰法在臨床上可分為疏風化痰、燥濕化痰兩法。疏風化痰適用於風熱夾痰之證，表現為結塊腫痛，寒熱交作，舌苔薄白，脈浮數，發於頭、頸等上部，如頸癧者。燥濕化痰法適用於濕痰鬱滯之證，表現為結塊高腫而軟，形寒身熱，舌苔厚膩或白膩，脈濡數，患生於胸脅等部，如濕痰流注者。

【常用方】疏風化痰用牛蒡解肌湯；燥濕化痰用二陳湯。

【用法注意】化痰法適用於實痰之證，其形成之源，常與外因風、濕、熱等邪相合，以激動其痰而發病。二陳湯為化痰的通方，因濕痰之成，由於脾胃運化不健，濕聚生熱，濕熱生痰所致，而濕性凝滯，痰濁不易速化。

本方具有順氣除濕，理氣化痰作用，臨證有熱者可配清熱藥，兼虛者配用補益藥，腫瘍初起者則重用理氣活血之藥，以達內消。總之，痰化則諸證平。

十、軟堅法

軟堅法是用散結軟堅藥物，以滌痰去積，通滯散凝，而達化散消腫的治則。適用於結塊堅硬，以體虛或情志所致的慢性腫瘍為主者，在臨床上常結合病因病機，與其他療法合用，以達緩緩消散的軟堅目的。軟堅法可分為解鬱軟堅與養營軟堅兩種。

解鬱軟堅適用於局部結核堅硬，皮色不變，時有刺痛或不痛，舌苔薄白少津，脈象弦數者。

養營軟堅法適用於潰後膿水清稀或流血水,局部堅腫不消,並見形削神疲,脈象弦細或細數,舌淡苔膩者。

【常用方】解鬱軟堅用逍遙散合消瘰丸;養營軟堅用香貝養營湯。

【用法注意】軟堅法適用於虛痰凝結之證,其痰濁之生,多與體虛及情志有關。有因肝脾鬱結所致痰濁凝結者,有因肝膽氣逆,鬱熱化火,煉津成痰者,有因肝腎陰虛,肝火上炎,煎煉成痰者。

具體運用時,尚須結合辨證,靈活施治。軟堅法的適應證,大多為氣血久鬱,形氣俱虛者,故不耐攻削,即或虛象不明顯的,亦宜處處兼顧正氣,以扶正祛邪,緩緩圖治,否則元氣更弱,虛虛之禍,勢必促使症狀惡化。

十一、溫陽法

溫陽法是用溫熱的藥物,以補陽氣不足而引起的證候之法。適應於陽虛的瘡瘍,症見局部平塌,腫塊軟漫,色白不紅,成膿化腐緩慢,潰後肉色灰黯,新肉難生,精神倦怠,畏寒肢冷,飲食少思,自汗便溏等虛寒現象者。

【常用方】托裏溫中湯、桂附八味丸。

【用法注意】溫陽法在外科臨床上,一般用於疾病的中後期,在疾病的發展過程中,或因素稟陽虛,或因過服清熱之劑而致陽虛之證,均以溫陽法為主治之。

腎中之陽為先天之基,故附桂八味丸為溫補腎陽,治命門火衰的首選主方。如因過服寒涼而傷胃氣,寒氣內淫,納呆便溏,或潰後膿水清稀,陽氣脫陷的,則宜托裏溫中湯,以升陽溫中。

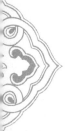
武當道醫外科臨證靈方妙法

外證初起而見陰寒內伏，如骨癆流痰等證，則以陽和湯施治，此為溫陽散寒而解凝滯的要方，也是溫陽法的一種。

十二、滋陰法

滋陰法是用清補養液的藥物，以滋補陰液不足的一種治則。適用於陰虛之體所患瘡瘍，症見局部軟漫，膿水淋瀝，形體消瘦，口乾嚥燥，腰膝痠軟，潮熱盜汗，耳鳴目眩，舌紅少苔，或舌苔光剝，脈象細數等陰虛之象者。

【常用方】六味地黃湯、大補陰丸。

【用法注意】滋陰法在外科臨床上，一般用於陰虛火動之瘡瘍，每見於慢性或潰後不斂而耗傷陰血的症狀之後，或膿血大洩，陽損及陰，或熱邪羈留，灼津傷陰，或久病陰精耗損等。本著各臟之陰，只取補腎陰的原則，故六味地黃丸為滋補腎陰而降陰火的首選方劑。至於骨癆流痰患生日久，出現虛火旺盛，低熱滯留，津液日涸，而骨枯髓減，則宜大補陰丸滋腎水，降陰火為先。滋陰藥物多滋膩，宜同時兼顧脾胃。若病屬陽虛，或濕痰盛者應慎用或不用，以免引起變證。

十三、補益法

補益法是用補養氣血的藥物，以補氣血不足所致證候的法則。適用於氣虛血少的瘡瘍潰後，症見面蒼神疲，食呆寐少，瘡口膿水清稀，遲不收斂，舌淡脈虛等虛象者。臨床上有補氣、補血與氣血雙補之分。

【常用方】補氣用四君子湯，補血用四物湯，氣血雙補用八珍湯。

【用法注意】補益法是外證潰後的主要治法，但對一般輕淺瘡瘍潰後，多不需應用。

四君子湯為益氣的基本方，四物湯是補血的基本方，二方合一為八珍湯，是氣血雙補的通方。在臨證時，既有見證的不同，病情轉化的各異，又有氣血之虛之所偏，因而要靈活運用。補益之劑不可用於毒邪盛而正氣未衰之際，以免助邪為患。毒邪未清者，則宜在補益時配清解之品，以不致毒邪留戀或引起餘毒復熾。

十四、養胃法

養胃法是用扶持胃氣的藥物，以使納穀旺而正氣自充，從而達新肉生長目的之法，為外科潰瘍後期所獨有的治法。適用於潰瘍膿毒已洩，病勢已退，新肉不長，而胃納不振者。

養胃法一般分為理脾和胃和清養胃陰兩種。理脾和胃適應於脾胃虛弱者，清養胃陰適應於胃陰不足者。

【常用方】香砂六君子湯、益胃湯。

【用法注意】胃為水穀之海，氣血生化之源，故外瘍潰後，邪去正損，此時扶持胃氣，使納穀正旺而正氣得充，新肉生長亦速。臨床上要依據氣虛和陰虧之不同，運用理脾和胃和清養胃陰之法。

養胃法用於外瘍潰後，餘毒漸盡者。忌早用大補，以免餘毒復燃，礙胃減食而產生變端。

武當道教醫藥治病，以辨證施治為主。在外科方面以消、托、補為三大法則。治法種種，但臨床上由於病情的複雜，病機的變化多端，往往數法並用。尤其重要的是臨

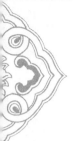

武當道醫外科臨證靈方妙法

證要靈活辨證施治，不執方以治病，蓋治法示人規矩，方藥示人方圓，而病變萬千，能舉一反三，不拘湯藥於一格者，才可收到顯著的療效。

✳ 第三節　外科病的外治法

一、外用藥療法

（一）膏藥

膏藥是按一定配方的若干藥物，浸於油中煎熬，並利用黃丹在高溫下的物理變化凝結而成的製劑。也有經搗打而成的製劑，俗稱藥肉，再用竹籤將藥肉攤在紙上或布上而成。膏藥富有黏性，敷貼患處，能固定位置，同時可依賴藥效達到腫瘍能消腫定痛，潰瘍提膿祛腐，生肌斂口和避風護肉的目的。

【適應症】不論瘡瘍初起、已成、潰後各階段均可應用。

【用法】先清洗瘡瘍表面及周圍皮膚，擦乾後將膏藥貼敷患處，薄型的膏藥多適用於潰瘍，宜於勤換，日換2～3次，膿水稀少時，日換1次。厚型的膏藥多適用於腫瘍，宜於少換，一般3～5天換藥1次，如屬發病慢的陰證，可7天換藥1次。

【常用膏藥】太乙膏、拔毒膏。

【注意事項】凡瘡瘍使用膏藥，有時可能引起局部皮膚焮紅或丘疹或瘙癢或濕瘍等症狀，這是皮膚過敏所致的膏藥風。凡見此症狀，可改用油膏。膏藥不可去之過早，常有因不慎受傷再次感染，復致潰爛，或瘡面紅色瘢痕，

經久不消者。

（二）油膏

油膏是將藥物和油類煎熬或調勻成膏狀者，俗稱軟膏。油膏的基質有羊毛脂、松脂、麻油、黃蠟、白蠟、凡士林等。油膏柔軟、滑潤、無板硬黏著不舒的感覺等優點，尤其是病灶在凹陷折縫之處者，使用油膏更為適宜。

【適應症】一般用於腫瘍、潰瘍、燒傷、皮膚病等症，尤以潰瘍瘡口腐爛較大的疾病更宜。

【用法】患處清洗，去除污物，外用油膏塗敷，局部包紮固定，或不包紮，每日換藥1次。

【常用油膏】金黃膏、玉露膏、生肌玉紅膏、青黛膏、回陽玉龍膏。

【注意事項】目前油膏多用凡士林調製，也可刺激皮膚，若皮膚濕爛，瘡口腐化已盡，油膏也應薄而勤換，以免膿水浸潤皮膚，不易收斂。

（三）箍圍藥

箍圍藥是借藥粉箍集圍聚，收束瘡毒的作用，促使瘡瘍初起輕的消散，毒已結聚的縮小侷限，以早日成膿或破潰。就是在潰後，餘毒未盡，亦可用之以消腫、祛毒。

【適應症】凡瘡瘍不論初起、成膿、潰後凡腫勢散漫不聚，而無集中之硬塊者，均可使用。

【調製和用法】將藥粉和液體調製成糊狀後應用。凡以醋調的取其散瘀解毒，以酒調的取其助行藥力，以蔥、薑、蒜汁調的取其辛香散邪，以菊花汁、銀花露調的取其清涼解毒，以蛋清、蜂蜜調的取其緩和刺激，以油類調的

取其潤澤肌膚等作用。使用時，對瘡瘍初起消散時，宜敷滿整個病變部位。如毒已結聚，或潰後餘腫未消時，宜敷於患處四周，不要完全塗布，敷貼界線應超過腫勢範圍，每1～2天用藥1次。

【常用箍圍藥】金黃散、玉露散、止血散、沖和膏。

【注意事項】凡瘡瘍初起，腫塊侷限者，一般宜用箍圍藥。如果呈陽證，不能用溫性藥敷貼，以免助長火毒陰證，不能用寒性藥敷貼，以免寒濕不化。

（四）摻藥

是將各種不同的藥物研成粉末，根據製方規律及其不同作用配伍成方，謂之摻藥。摻藥的種類很多，用以治療瘡瘍的範圍很廣，不論腫瘍和潰瘍，還是消散、提膿、收口等，均可應用。但由於瘡瘍的性質和發病階段不同，故應用時根據不同的情況選擇應用。

摻藥可摻佈於膏藥上、油膏上，或直接摻佈於瘡面上，或黏附於藥線上，再插入瘡口內，以達到消腫散毒、提膿祛腐、腐蝕平胬、生肌收口、定痛止血等目的。此外，摻藥配製時應研得極細，以研至無聲為度，其植物類藥品，最好另研篩；礦物類藥品，最好水飛；麝香、樟腦、冰片等香料藥物，最好另研後下，再與其他藥物和勻，方可應用。摻藥根據其藥性，又分為以下幾類：

1. 消散藥：具有消散和滲透作用，摻佈於膏藥上，貼於腫處，可直接發揮藥力，使瘡瘍壅結之毒得以移深居淺，腫消毒散。

【適應症】適用於腫瘍初起，而腫勢侷限一處者。

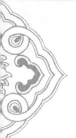

【常用藥】陽毒內消散、紅靈丹、陰毒內消散。

2.提膿祛腐藥：具有提膿祛腐作用，即使瘡瘍內蓄之膿毒得以早日排出，腐肉得以迅速脫落。

【適應症】潰瘍初起，膿栓未落，死肌腐肉未脫，或膿水不淨，新肉未生者。

【常用藥】獨一丹、九一丹、九黃丹。瘡口大者可摻落於瘡面，瘡口小時可黏附附在藥線上插入瘡口。亦可摻入油膏敷貼。

【注意事項】九一丹屬刺激性藥品，凡對九一丹過敏者禁用。如病變在眼部附近，也應慎用。獨一丹是一味植物藥，一般不會過敏。

3.腐蝕藥與平胬藥：腐蝕藥又稱追蝕藥，具有腐蝕惡肉的作用，摻布患處，能使瘡瘍不正常的肌肉得以腐蝕脫落。平胬藥，具有平復胬肉的作用，能使瘡口增生的胬肉收縮消失，均為代替手術割治的一種外用藥物療法。

【適應症】凡腫瘍在膿成未潰時，或痔瘡、瘰癧、贅疣、息肉等症，或潰瘍破潰後，瘡口太小，或瘡口僵硬，或胬肉突出，或腐肉不脫等妨礙收口時，都可使用。

【常用藥和用法】白降丹，適用於潰瘍瘡口太小，膿腐難出，用桑皮紙或絲綿紙做成裹藥，插入瘡口，使瘡口開大，膿腐易出。如腫瘍膿已成而未穿潰，亦可用白降丹點放毒頂，代刀破頭。贅疣點之亦可腐蝕枯脫。另有拌糊混勻作條，用於瘰癧，有攻潰拔核的作用。枯痔散，用於痔瘡，將此藥塗敷痔核表面，可使之焦枯脫落。三品一條槍，用此藥插入瘻管，能腐蝕瘻管，脫管閉瘡，也可化去

痔核，攻破瘰癧。 砂散，用於耳痔、鼻息肉，用時以藥棉蘸藥塗於患部即可。平胬丹，適用於瘡口胬肉突出，摻藥其上，能使胬肉平復。

【注意事項】腐蝕藥品一般含汞、砒，應用時要謹慎，尤以肉薄近骨處，以免傷筋壞骨。此外，摻布烈性腐蝕藥，以不傷周圍健康組織為原則，待腐蝕目的已達，應立刻改用其他提膿生肌之藥，對汞、砒過敏者，禁用。

4.生肌收口藥，具有促進新肉生長的作用，摻布瘡面，能使瘡口加速癒合。

【適應症】凡潰瘍腐肉已脫，膿水將盡時均可使用 。

【常用藥】生肌散、八寶丹。

【注意事項】膿毒未清，腐肉未盡，若早用生肌收口藥，不僅無益，反增潰爛，延緩治癒，甚至引起迫毒內攻之變。若已成瘻管，即使用之，勉強收口，仍能復潰。若潰瘍肉色灰淡而少紅活，新肉生長緩慢，則宜配合內服補養藥和食品營養，內外並施，以助新生。若臁瘡日久難斂，則宜改善局部血液運行。

5.止血藥：具有收澀凝血的作用，摻佈於出血之處，外用紗布包紮固定，可以促使傷口血液凝固，達到制止出血的目的。

【適應症】適用於潰瘍或創傷出血，凡小絡損傷出血者，均可使用。

【用法】清除傷口表面污物和壞死組織，將藥直接摻布患處，加壓包紮。亦可將藥調成糊狀，塗敷局部，也有止血作用。止血後不宜過早去除止血藥，以後改為軟膏外

用即可生肌斂口。

【常用止血藥】桃花散、如聖金刀散、三七粉。

【注意事項】如遇大出血，尤其是大動脈出血，必須配合手術與內治方法急救，以免因出血不止而發生暈厥之變。

6.吹口藥：是用各種不同的藥物研成粉末狀，按其不同的作用配伍成方，應用於口腔、咽喉疾病的謂之吹口藥。

【適應症】一切口腔、咽喉病、腫痛腐爛者皆可應用。

【用法】先用清水漱口，然後將藥口噴入或吹入口腔內患處，每日3次。

【常用藥】冰硼散、玉匙散、錫類散、十寶丹等。

【注意事項】吹口藥多為芳香藥物，應注意密封儲藏，以防香氣走散，降低藥效。

（五）酊劑

是將各種不同的藥物浸泡於酒中，根據製方規律，最後傾取藥液，即為酊劑。

【適應症】一般用於瘡瘍未潰及皮膚病等。

【用法】洗淨患處，用小毛筆蘸藥酊劑塗抹患處，每日3～4次。

【常用酊劑】紅靈酒、一號癬藥水。

【注意事項】一般酊劑均帶有刺激性，所以凡瘡瘍破潰後，或皮膚病有糜爛者，均應禁用。同時酊劑應盛於遮光密閉的容器中，並在涼暗處保存。

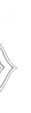

（六）混懸劑

是將各種不同的方藥研成細末，然後與水溶液混合在一起使用。因加入的粉劑多係不溶性，故呈混懸狀，用時須加以振盪。

【適應症】一般用於急性、過敏性皮膚病、酒渣鼻、粉刺等症。

【用法】清洗患處，清除皮膚表面油污，擦乾皮膚，用小毛筆取振盪後的混懸液，塗抹患處，每日3～5次。

【常用藥】三黃洗劑、九花粉洗劑、顛倒散洗劑。

【注意事項】凡皮損處有糜爛滲液（較多者）、膿液結痂等情況，或深在性皮膚病，均宜禁用。配製混懸劑時，其中藥物粉末應事先研極細，以免刺激皮膚。

（七）燻洗劑

是按一定配方的藥物，加水煎煮後，採用燻蒸和洗滌的方法，借藥力和熱力直接作用於患處治療疾病的藥物。燻蒸取其「邪在表者，漬形以為汗」，洗則有取其蕩滌之功，可驅逐邪毒，溫通腠理，調和氣血，滌除膿腐，清潔瘡口。

【適應症】腫瘍初起，或潰後瘡口不收，或潰瘍日久，新肉不長之症。

【用法】將藥物加水煎煮後，倒入燻洗盆中，乘熱將患處置於藥液蒸汽中燻蒸，待藥水變溫後，將患處入藥液中熏洗，每次30分鐘，每日2次。第2次燻洗時，只需將上次用的藥液加溫即可。

【常用藥】外用燻洗藥，由於用藥範圍不同，一般分

為解毒燻洗和肛門燻洗兩類。解毒燻洗多具有清熱解毒，消腫止痛，疏通腠理，調和氣血的作用，如蔥歸　腫湯、蔥艾湯、細茶蔥鹽湯。肛門燻洗多具有清熱燥濕，殺蟲止癢，解毒收斂作用，如祛毒湯、甘草大豆湯、五倍子湯。

【注意事項】燻洗時藥液溫度不宜太高，以免燙傷皮膚，燻洗結束後要擦乾皮膚，局部病變處應敷以外用軟膏。冬季應注意機體保溫，以防感冒，燻洗過程中如出現過敏或中毒反應，應當立刻停止用藥，改用其他方法治療。

✷ 第四節　外科病的其他治法

一、藥線療法

藥線療法治療外科疾病，在我國明代已廣泛使用於臨床。明朝陳實功《外科正宗》一書中載有：「治諸痔及五瘻、六瘤，凡蒂小而頭面大者，宜用此線繫其患根自效。」

筆者幼承家傳藥線秘方，經臨床 40 多年實踐中，在原來只用在痔瘡、肛瘻治療範圍的藥線療法而創新性地用於外科頑固疾病中，如臀部較深的蜂窩組織炎，關節結核，骨髓炎後期，乳房部竇道，腹道竇道，均取得顯著效果。其他如瘡瘍穿潰後，久治不癒，有甲乙兩孔相通而形成管道者，或瘡口過深，只有甲孔，沒有乙孔，但盲端距體表很近者，可用人工製造乙孔，用之皆獲顯著效果。

我在臨床上使用的藥線秘方，為家傳 200 餘年秘方，與現在傳世藥線方相比，方中沒有過強的腐蝕藥品，如白

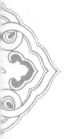

降丹、砒霜等，故在使用時不會引起藥物中毒反應，提高了使用的安全性。藥線有很強的鎮痛、消炎的功效，使用藥線採用掛線療法和結紮療法均係慢性裂開或斷脫，治療期間疼痛較輕，不傷正氣，不耗陰血，不會發炎，大大地減輕了患者痛苦。

在緩慢地緊線過程中，新肌隨管壁的裂開脫落而生長，所結紮的病灶也是，裡面長好後，外面才自動脫落。骨結核，骨髓炎的死骨，亦能隨漏管的剖開而脫出。整個治療過程不需要有特別場所（無菌手術室），也不需要特殊設備，患者可避免對手術的恐懼心理，且能避免手術截肢，大面積切除肌肉而造成的終身殘廢。

在臨床使用中，我既繼承了先人的成功經驗，也接受了現代醫藥的科研成果，不斷地擴大藥線在臨床中的使用範圍，特別是在掛線或結紮前配合西醫的局部麻醉下進行治療，能減輕患者的痛苦、縮短治療時間，也正因如此，才擴大了藥線的治療範圍。

二、拔筒法

是藉助藥筒宣通氣血、拔毒洩熱的作用，從而達到膿毒外出、毒盡瘡癒為目的的方法。同時還可減少因擠壓所致的痛苦，和防止因膿毒不得外出引起毒反內攻的流弊。

【適應症】一般適應於有頭疽堅硬散漫不收，膿毒不得外出者；或毒蛇咬傷，腫勢迅速擴散，毒水不出者。

【用法】取口徑略大於瘡口的新鮮嫩竹，截取 8～10cm 的竹竿，留一端節做底，刮去青皮，管壁厚 2～3mm。筒底中心鑽一小孔，以杉木條塞緊，放置煎藥器

皿中，用物壓住。根據不同病情配伍煮拔筒藥物，共煮
5～10 分鐘。取出竹筒，倒去筒內藥液，乘熱急對瘡口
合攏，按緊，吸取 5～10 分鐘，溫度已減，拔掉筒底木
塞，竹筒自脫。若一次吸不乾淨，可重複使用，並視其需
要和病體強弱，每天可拔 1～2 筒或 3～5 筒，總之以膿
血排出、無積膿為原則。

【注意】必須驗其筒內拔出的膿血，鮮明紅黃稠厚者
易治，純是敗漿稀水，氣穢黑綠者難治。

三、灸　法

灸法是用藥物在患處燃燒，藉助藥力、火力的溫暖作
用，取其溫陽祛寒，活血祛瘀，疏通經絡，拔引鬱毒等功
效。如此則腫瘍未成者易於消散，即成者易於潰膿，即潰
者易於生肌長肉。

【適應症】凡腫瘍初起堅腫，特別是陰寒毒邪凝滯筋
骨，而正氣虛弱，難以起發，不能托毒外達者，或潰瘍久
不癒合，膿水稀薄，肌肉僵化，新肉生長遲緩者，以及風
寒濕痹等證。

【用法】附子餅灸、雷火神針灸、隔薑、隔蒜灸等，
適應於瘡瘍初起、毒邪壅滯之證。附子餅灸適用於氣血俱
虛，風邪寒濕凝滯筋骨之證；雷火神針灸適用於風寒濕侵
襲經絡痹痛之證。灸炷的大小，壯數的多少，須視瘡形的
大小及瘡口的深淺而定。

【注意】凡疔瘡實熱陽證，不宜灸之，以免以火濟
火。頭面為諸陽之會，頸項接近咽喉，灸之恐逼毒入裏；
手指等皮肉薄弱之處，灸之恐皮裂肉窊，皆不宜使用灸

法。

四、燻 法

是用藥物燃燒後，取其煙氣上燻和藉助藥力與熱力的作用，使腠理疏通、氣血流暢而達到治療目的的方法。

【適應症】不論腫瘍、瘡瘍均適用。

【用法】神燈照法，能活血消腫，解毒止痛，適應於癰疽輕證，未成膿者自消，已成膿者自潰，不腐者即腐。桑柴火烘法，功能助陽通絡，消腫散堅，化腐生肌止痛，通用於瘡瘍堅而不潰，潰而不腐，新肉不生，疼痛不止之證。

【注意】隨時注意病人對治療部位熱感程度的反映，避免引起皮膚灼傷。

五、熨 法

是用藥物加酒醋，炒熱布包熨摩患處，以使腠理疏通，氣血流暢而達到治療目的的方法。

【適應症】風寒濕痰凝滯筋骨肌肉等證。

【用法】熨風散藥末，取赤皮蔥連鬚 241g，搗爛後與藥末和勻，用醋拌炒極熱，布包熨患處，稍冷即換。功能溫經袪寒，散風止痛。

適用於附骨疽、流痰、皮色不變、筋骨痠痛或風寒濕痺證。如生香附 60g、酒醋炒熱布包熨患處，功能行氣止痛，適用於腹中攻擊作痛之疝氣等病。

六、挑治法

是用針挑斷或用刀割斷人體特定部位的皮下纖維組織，以治療疾病的一種方法。特點是操作簡便，經濟而有

效。

【適應症】內痔出血、針眼、瘰癧等。

【用法】常用器具為三棱針、醫用縫針、縫衣針和割刀。一般分為選點挑治和穴位挑治兩種。前者是選體表有關部位上出現的疹點挑治。這些疹點多在背部第 7 頸椎至第 5 腰椎兩側，直至腰後骶骼的範圍內，狀似丘疹，稍突起於表皮，似針冒大小，多為灰白、暗紅、棕褐、淺紅色，壓之不退色，有的疹點上還生有一根毛髮。

其具體部位因病而異，如痔瘡常見於腰骶部及上唇系帶處；針眼點多在肩胛區內；瘰癧點多在兩肩胛下角以上，脊柱兩側，且常與病位左右交叉出現。後者是選用與疾病相關的穴位。如痔瘡選用長強、大腸俞、小腸俞、命門、上髎、次髎、中髎、下髎；針眼選用大椎旁開 5 分處；瘰癧選用肩井、肺俞等。此外尚有區域挑治法，是在與疾病有關的一定區域選點挑治。如治療肛門疾患在下腰部附近脊椎處挑治，一般可在第 3 腰椎至第 2 骶椎之間，左右旁開 1～1.5 吋的縱行線上任選一點。

治療時，讓病人反坐在背椅上，兩手扶於靠背加上，暴露背部。體弱者可用臥位，挑前常規消毒，用針挑破皮膚，進而將下面的纖維挑斷。挑畢，以消毒紗布敷蓋，一次不癒，可於 2～3 週後再行挑治，部位可以另選。

【注意】嚴格無菌操作，挑後囑病人注意局部清潔，防止感染。挑治當日避免重體力勞動，不吃刺激性食物。身體過度虛弱者慎用，以免發生意外。

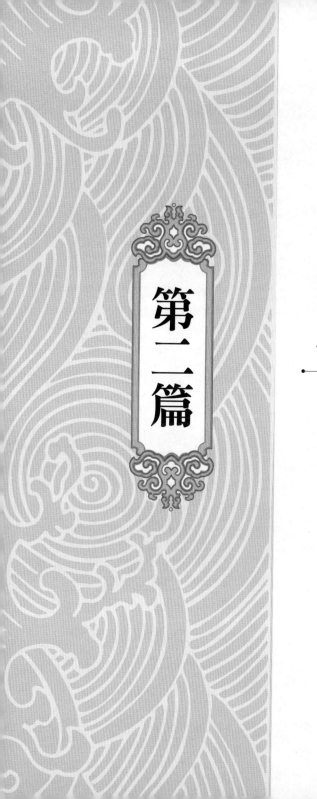

第二篇

臨床各論

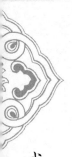

武當道醫 外科臨證 靈方妙法

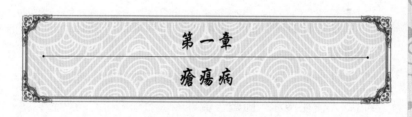

第一章
瘡瘍病

❋ 第一節　癤病證治

暑　癤

此病武當道教醫藥叫「火癤子」，好發於夏秋季節，分為「珠癤」「蟻蛄癤」之分。癤好發於面部，症狀反應劇烈，病變發展快，後果嚴重的稱之為疔。

其實，癤與疔只是症狀反映輕重程度的區別，症狀輕的叫癤，症狀重者叫疔。

一、病因病機

夏秋氣候酷熱乾燥，感受暑毒而成。或因天熱時汗洩不暢，暑濕阻於肌膚，而引起痱子，復經搔癢，破傷染毒，即可形成癤病。

二、辨證要點

1.本病發於夏秋之間，患者以小兒及新產婦占多數。

2.發病部位以頭面最多，少則幾個，多則幾十個不等。

3.初起局部皮膚潮紅，次日腫痛，結塊高突，呈圓形或橢圓形，2～3 天成膿，潰後膿出黃稠，再經 2～3 天即能收口。另一種先有黃、白色膿頭，自行破潰，出膿即

癒。

4.若瘙癢因痱子而引起的，多密集成群，簇在一起，俗稱珠癤。

5.輕者無全身症狀。重者及珠癤可有寒熱，頭痛，口苦舌乾，便秘溲赤，脈數苔黃等。

6.患在頭部，若因過分擠壓，或跌仆碰傷後，往往可以導致毒散，轉成疔瘡，或突發高熱及風疹塊。

7.患於頭頂、枕部的，如膿不早洩，或引流不暢，膿水蓄積，均能導致頭皮竄空，轉成螻蛄癤。

8.如膿水浸淫，可併發濕疹。

三、施治方法

（一）內治

1.清暑利濕：

【方藥】鮮藿香、佩蘭、青蒿、丹皮、銀花、連翹、赤芍、茯苓皮、生甘草。

加減法，熱毒甚者，加黃連、黃芩、生山梔；小溲短赤者，加車前子、六一散（成藥）。

2.六神丸（成藥），成人 30 粒，分 3 次吞服，兒童減半，嬰兒服 1/3。

3.銀花、鮮藿香、鮮藿蘭、菊花、生甘草，煎湯代茶。

4.清解片（成藥）成人服 15～30 片，分 3 次吞服，兒童減半，嬰兒服 1/3。

（二）外治法

1.初期：用千捶膏蓋貼；或金黃散；玉露散，用金銀

花露或菊花露調成糊狀，敷於患處；或三黃洗劑外搽。珠癧宜青黛用麻油調敷。

2.膿成：切開排膿。

3.潰後：用獨一丹摻太乙膏蓋貼，每日換2～3次。

4.併發濕疹者，用青黛散麻油調敷。

5.轉成疔瘡及螻蛄癧者，按「顏面疔」「螻蛄癧」治療。

四、護理與預防

1.注意個人衛生，勤洗澡，勤理髮，勤修指甲，勤換衣服，衣服宜寬暢。

2.不宜自行擠壓。防止碰傷。

3.箍圍敷藥乾燥時，宜隨時濕潤。

4.多飲清涼飲料，如金銀花露、地骨皮露或綠豆米仁湯。

5.平時少吃辛辣燒烤助火之物。

螻蛄癧（蟺拱頭）

一、病因病機

多由暑癧治療不當，或護理不慎等引起，並與體虛有關。

二、辨證要點

1.一種是瘡形腫勢雖小，而根腳堅硬，潰後膿出不暢，而堅硬不退，癒後還會復發，往往一處未癒，他處又生。

2.一種是瘡腫大如梅李，相連3～5枚，潰破出膿，

不易癒合，日久頭皮竄空，色呈紫褐。

3. 皮厚且硬的較重，頭皮竄空的較輕。日久失治，可損及顱骨，必待死骨脫出，才能收口。

4. 一般無全身症狀，有的伴有形瘦神疲、納呆便溏等體虛徵象。

三、施治方法

（一）內治法

一般不需內治。如體虛者宜健脾養陰，兩儀膏每日30～60g，開水沖服，或以山藥粉 10g，和大米內煮粥吃，並加牛肉汁佐餐。

（二）外治

1. 擴創手術：

將相互串通的空殼作十字形剪開，如遇出血，可用縛紮法，以壓迫止血。

2. 用太乙膏摻獨一丹外貼，1 日換 2～3 次。膿盡改用生肌散收口。

3. 有死骨者，待鬆動時可用鑷子鉗出。

多發性癤病

一、病因病機

由於內鬱濕火，外感風邪，蘊阻於皮膚而成；或稟賦不耐之體，因感受瀝青之毒，加之日光熱毒，結聚於皮膚而生。

二、辨證要點

1. 不分季節，均可發病。

2. 病程可纏綿數月，甚至數年。

3. 風火濕熱型：

（1）好發於項後、背部、臀部。多見於 20～40 歲的青壯年。

（2）局部症狀同一般性癤，但其發病情況：一種是在一定的部位，即在原發病變處及其附近，繼續衍生，纏綿不休，如星狀羅布，少則幾個，多則數十個不等。一種是在身體各處，散發癤腫，其數目由幾個到十數個不等，一處將癒，他處續發，亦有間隔旬日或月餘再續發的。

4. 瀝青熱毒型：

（1）有經常接觸瀝青職業史，如建築工人，煉鋼製磚工人等。

（2）常限局於頭面部。

（3）初起局部皮膚乾燥粗糙，並起粉刺樣棕黑色丘疹，繼而結塊成無頭癤腫，壓之疼痛，並有一定的硬度，不易自潰，可新舊交替延生，往往停止接觸瀝青數月後，才會痊癒。

三、類證鑑別

（一）暑癤

多發生在夏秋季節，雖亦有多發於頭面或簇生在一起，但無反覆發作情況，患者以小兒、新產婦占多數。

（二）有頭疽

潰後狀如蜂窩，腫塊範圍常超過 12cm，初起即有明顯全身症狀。

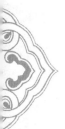

四、施治方法

（一）內治

1. 風火濕熱型：

祛風清熱利濕。

【方藥】防風、薄荷、連翹、赤芍、生山梔、生石膏、黃芩、生大黃、澤瀉、滑石 30g，生甘草 3g。

2. 瀝青熱毒型：

清熱解毒。

【方藥】黃連、黃芩、生山梔、鮮生地、赤芍、丹皮、蒲公英、車前子、生甘草。

【加減法】便秘加元明粉、生大黃；小便不利加赤茯苓、萆薢。

3.均可常服三黃丸，每日 10g，分 2 次吞服，或膽豆丸 3 粒，每日 2 次吞服，或蒲公英、大青葉、車前子、生甘草，煎服。

（二）外治法

用千捶膏外貼或三黃洗劑外搽。

五、護理與預防

1.忌食辛辣、魚腥發物。

2.經常保持局部皮膚清潔，患在頭部的宜勤理髮，背臀部的宜勤洗澡，勤換衣，並在病灶周圍用 75%酒精塗擦。

3.盡量少用油膏類藥物敷貼。

4.感受瀝青而發生者，參閱「瀝青瘡」。

✳ 第二節　疔瘡病證治

疔瘡在武當道教醫藥屬危險性較大的疾病，因其變化較快，容易「走黃」，故有「走馬看疔瘡之說」，因此對於疔瘡的治療要格外小心。

顏面部疔瘡

一、病因病機

總由火熱之毒為病。其毒或從內發，或由外感染毒邪所得，蘊蒸肌膚，以致氣血凝滯而成。

1.恣食膏粱厚味，醇酒辛辣炙烤，以致臟腑蘊熱，火毒結聚。

2.感受四時不正之氣（火熱之氣），鬱於肌膚。

3.昆蟲咬傷，復經瘙癢抓，破損染毒。

二、辨證要點

1. 多發於額前、顴、頰、鼻、口唇等部。

2. 初期：開始在皮膚上有一粟米樣瘡頭，或癢或麻，以後漸漸紅腫熱痛，腫塊範圍 6cm 以上，頂突根深堅硬。

3. 中期：3～5 日間，腫勢逐漸增大，四周浸潤明顯，疼痛加劇，膿頭出現。

4. 後期：5～7 日間，頂高根軟潰膿，疔根隨膿外出，旋即腫消痛止而癒。

5.輕者無全身不適。重者初期可伴有惡寒發熱；中期伴有發熱口渴，便秘溲赤，苔黃膩，脈實數；後期一般隨局部症狀減輕而消失。

6.病程一般 7～10 天。

7.凡生在鼻翼、上唇部的疔瘡，若因處理不當，強力擠壓碰傷，最易引起走黃，併發流注、附骨疽等證。

三、類證鑑別

（一）癤

雖亦好發於顏面，但紅腫範圍不超過 3cm，無明顯根腳，一般無全身症狀。

（二）有頭疽

雖初起亦有粟米樣瘡頭，但逐漸形成多頭和蜂窩狀；紅腫範圍往往超過 6cm；多發於項背部肌肉豐厚之處；發展較慢，病程較長。

四、施治方法

（一）內治法

清熱解毒為主，五味消毒飲或黃連解毒湯加減。

【方藥】紫地丁、野菊花、半枝蓮、銀花、連翹、赤芍、丹皮、鮮生地、黃芩、草河車、生甘草。

【加減法】惡寒發熱，毒盛腫甚，加黃連 10g，大青葉 20g；壯熱口渴，加竹葉 6g，生石膏 30g（打碎），生山梔 15g；大便秘結，加生大黃 10g（後下），元明粉 10g（分沖）；不易出膿，加皂角刺 10g。

併發走黃或流注、附骨疽，參照有關各症治療。

（二）外治法

1.初期：宜箍毒消腫，用玉露散或千捶膏敷貼。

2.中期：宜提膿祛腐，用九一丹、二寶丹並藥製蒼耳子蟲放於瘡頂部，再用玉露膏或千捶膏敷貼。如膿出不

爽，併用藥線引流。

3. 後期：膿盡新生，宜生肌收口，用生肌散，以太乙膏或紅油膏蓋貼。

4. 挑治療法：局部嚴格消毒，用三棱針刺或挑治大椎穴，出血為度。

5. 委中穴放血法：局部嚴格消毒，用三棱針點刺委中穴的青筋，以出血為度。

五、護 理

1. 有全身症狀的，宜臥床休息。

2. 忌內服發散藥。

3. 忌灸法、早期切開及針挑。

4. 忌擠膿，防止跌跤碰傷患部。

5. 忌食菸酒、辛辣、魚肉等。

6. 忌房事和忿怒。

手足部疔瘡

一、病因病機

由臟腑火毒凝結而成。其誘因常為外傷，如針尖、竹、木、魚骨刺傷，昆蟲咬傷等，從而感染毒氣，阻於皮肉之間，留於經絡之中，引起本病。

二、辨證要點

1. 初期：起始時，局部無頭者較多，有頭者較少，或癢或麻，繼則焮熱疼痛，有的紅腫明顯，有的紅腫並不明顯。

2. 中期：腫勢逐漸擴大，紅熱顯著，疼痛劇烈而呈搏

動性。患在手部的可引起肘部或腋部淋巴結腫大核；足部的可在腹股溝部出現淋巴結腫大核。如患處中軟而應指的，是內已成膿。

3. 後期：一般膿出黃稠，逐漸腫消痛止，趨向痊癒。

4. 隨病情發展，可相應出現惡寒發熱、飲食減少和睡眠不安等。

5. 患在指尖、羅紋及骨節處的，最易損筋傷骨，1～2週成膿。若潰後膿水臭穢，經久不盡，餘腫不消者，多是損骨的徵象，必待取出死骨後，方能收口，病程2月左右。

6. 患在手丫、足丫、指（趾）甲旁及第二、三節中部的，5～7天成膿。潰後症狀減輕，很少有損筋傷骨的情況。

7. 患在指（趾）甲下，2～3月成膿，可在甲下透現一點或全部膿疱。潰後若膿毒浸淫範圍小的，可迅速痊癒，但每因指甲積膿或胬肉突出，需剪除部分或全部指甲方愈。

8. 患在手掌、足底的，腫脹可失去正常凹隱或稍凸出，腫勢還可延及手足背面，1～2週成膿。因患處皮膚堅韌，雖已成膿，不易向外透出。亦有損傷筋骨的可能。

9. 凡手足部疔瘡，一般7天左右成膿者為輕，14天不成膿，腫勢延及手臂或小腿者為重，可因損傷筋骨，影響屈伸功能，甚至有合併走黃的危險。

10. 用手電燈透光檢查指（趾）部，如指（趾）部上面有深黑色的陰影者，為已成膿，如清晰鮮紅，則尚未化

膿。

11. 用藥線或探針檢查瘡孔時，如觸及粗糙的骨質，為損骨之象，需要時可作 X 光攝片檢查。

三、施治方法

（一）內治法

參照「顏面部疗瘡」。

（二）外治法

1. 初期：

宜消腫止痛，用玉露膏或金黃膏摻八將丹敷貼。若生於指尖、羅紋處，腫痛劇烈，指頭皮硬者，可用雞子清調八將丹倒入豬膽內套之，1 日 1 換。

2. 膿成：

宜切開排膿，儘可能循經直開，並應在指（趾）端的側面切開，若甲下成膿，應從甲旁挑破；手掌、足底顯有白點者，應先修去厚皮，再挑破膿頭。

3. 潰後：

如甲下積膿，胬肉突出，則須剪去已潰空的部分或全部指（趾）甲；如有死骨存在，則須用鑷子鉗出死骨。其他可參照「顏面部疗瘡」。

四、護 理

1. 手部疗瘡忌持重物，應以三角巾懸吊。

2. 生在掌部者，宜手背向上，使膿毒易於流出。

3. 足部疗瘡，忌多走，患足抬高約 30 度。

4. 癒後影響屈伸功能者，當早期加以活動鍛鍊。

5. 其他參照「顏面部疗瘡」。

紅絲疔

一、病因病機

多因於手足生疔，或由皮膚破損，感染毒氣，以致毒流經脈，向上走竄而繼發。

二、辨證要點

1.手足多有生疔或皮膚破損等病史。

2.好發於手臂前側及小腿內側。

3.先有紅絲一條，由手臂或小腿迅速向軀幹方向走竄，上肢停於肘部或腋部，下肢停於膕窩或胯間。肘、腋或膕窩、腹股溝部常有淋巴結核腫痛。

4.一般無全身不適，重者可有惡寒、發熱、頭痛、納呆、周身無力、苔黃、脈數等。

5.紅絲較細的，1～2日可癒，若紅絲較粗，並向軀幹蔓延者重。如伴有高熱神昏，胸痛咳血，是為合併走黃之證。

三、施治方法

（一）內治法

1.參照「顏面部疔瘡」。

2.併發走黃，按「疔瘡走黃」治療。

（二）外治法

1.局部皮膚消毒後，以刀針沿紅絲行走途經，寸寸挑斷，並用拇指和食指輕捏針孔周圍皮膚，微令出血；或在紅絲盡頭挑斷。

挑斷處均蓋貼太乙膏，摻紅靈丹。

四、護 理

參照「手足部疔瘡」。

疫 疔

一、病因病機

感染疫死牛、馬、豬、羊之毒（炭疽桿菌），阻於皮膚之間，以致血凝毒滯而成。

二、辨證要點

1. 多見於畜牧業，屠宰或皮毛製革等工作者，如接觸畜類或皮毛的農民、工人或獸醫均可發生，有傳染性。

2. 接觸後 1～3 天發病。

3. 好發於頭面、頸項、手、臂等暴露部位。

4. 初起在皮膚上有一小紅色斑丘疹。

5. 第二日頂部變成水疱，內有淡黃色液體，周圍腫脹，焮熱；第三、四日，水疱很快乾燥，形成暗紅色或黑色壞死，並在壞死的周圍，有成群的綠色小水疱，瘡形如臍凹，很像牛痘，同時局部腫勢散漫增劇，軟綿無根，並有淋巴結核腫大。

6. 後期 1～2 週，中央壞死與正常皮膚分離，流出少量膿液，而後腫勢消退，壞死脫落，3～4 週癒合。

7. 本病自覺癢而不痛，是其特點。

8. 初起可有輕度發熱，繼則發熱逐漸增高，可達 39℃以上。伴有頭痛，骨楚，周身不適。

9. 若局部腫勢蔓延不止，壯熱神昏，痰鳴喘急，脈細身冷，是合併走黃之徵。

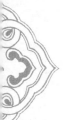

10. 水疱內容物檢查（塗片及培養），血液培養，可發現革蘭氏陽性炭疽桿菌。

三、類證鑑別

（一）顏面疔瘡

瘡形如粟高突，紅腫熱痛，堅硬根深。

（二）丹毒

皮色鮮紅，邊緣清楚，焮熱疼痛，發展期無瘡形臍凹，常有反覆發作史。

四、施治方法

（一）內治法

初、中期參照「顏面部疔瘡」，後期若併發走黃，按「疔瘡走黃」治療。

（二）外治法

1. 初期：宜消腫止痛解毒，且玉露膏摻蟾酥合劑，或九一丹外敷。

2. 後期：腐肉未脫，改摻 10% 蟾酥合劑或五五丹。腐脫新生摻生肌散。

五、護理與預防

1. 隔離患者，病人所用敷料均應燒燬，所用器械必須嚴格消毒。

2. 加強屠宰管理，及早發現病畜，予以隔離或殺死。死畜須加深掩埋或燒燬。

3. 發現疫疔患者接觸過的牛、羊毛或豬鬃，進行蒸氣消毒，皮革可用鹽酸及食鹽水泡浸消毒。

4. 製造皮革和羊毛工人，在工作時應該用橡皮手套、

口罩及圍巾保護。

爛 疔

一、病因病機

大多由於皮肉破損，接觸泥土、髒衣等，加之濕熱火毒內蘊，以致毒聚肌膚，氣血凝滯，熱勝肉腐而成。

二、辨證要點

1. 發病前多有手足創傷和泥土、髒物等接觸史。

2. 多發於足部，偶爾見於手背、臂臑等部。

3. 初起：皮膚破損的部位感覺脹痛，創口的周圍皮膚呈暗紅色，旋即迅速蔓延成一片，狀如丹毒。

4. 中期：1～2日後，灼熱、腫脹、疼痛劇烈，皮膚上形成一個大水疱。破後流出淡棕色漿水，氣味臭穢。此時肌肉大部分已腐壞，四周轉為紫黑色，中心部有淺黃色死肌，瘡面略帶凹形，輕按患處可聞捻發音，重按可有污膿溢出，混以氣疱。

5. 後期：患處四周紅腫消失，腐肉與正常皮肉分界明顯，並在分界處流出稠膿者，為轉機之象，自後腐肉大片脫落，瘡面雖大，多能收口而癒。

6.初起即有高熱（40～41℃）、寒戰、頭痛、神昏譫語，一晝夜後，雖身熱略降，但仍有神識時昏時清，煩渴引飲，食慾不振，小便短赤，脈洪滑數，苔黃焦糙，舌質紅絳等現象。

7.若腫勢蔓延，腐爛不止，持續高熱，神識昏迷，為合併走黃之徵，可有生命危險。

8.局部膿液塗片檢查，可發現很多革蘭氏陽性桿菌和大量紅細胞。

9.白細胞計數，增高達 15000～20000/mm³；紅細胞計數，顯著下降至 100～200/mm³；血紅蛋白下降 30%～40%。

三、類證鑑別

腿部丹毒：

常有反覆發作史；局部皮色鮮紅，邊緣清楚，高出周圍皮膚，壓之能退色，一般無水疱，即有也為小水疱，破流黃水，肉色鮮紅，很少有壞死現象。

四、施治方法

（一）內治法

涼血解毒，清熱利濕，方以犀角地黃湯合黃連解毒湯、三妙丸加減。

【方藥】鮮生地、丹皮、赤芍、黃連、黃芩、生山梔、黃柏、防己、川牛膝、萆薢、生米仁、紫地丁、生甘草。

【加減法】神昏譫語加犀角（另磨粉濃煎沖服），安宮牛黃丸 2 粒，分 2 次化服，或紫雪丹，分 3 次吞服，便秘加生大黃 15g（後下）。

（二）外治法

1.初起用玉露膏外敷，如皮色紫黑，加摻蟾酥合劑。

2.腐肉與正常皮肉分界明顯，改摻 5%～10%蟾酥合劑或五五丹。

3.腐肉脫落，摻生肌散、紅油膏蓋貼。

五、護理與預防

1. 必須執行消毒隔離。

2. 用過的敷料應該焚燬，換藥用具應徹底滅菌。

3. 神志不清的病人，宜用鼻飼法。

4. 其他護理同「手足部疔瘡」。

5. 預防本病應加強宣教，使所有創傷病人，能及早接受創面的處理。

疔瘡走黃

一、病因病機

由疔瘡火毒熾盛，機體不克防禦，以致疔毒走散，入於血分，內攻臟腑而成。其常見誘發因素，有下列幾種：

1. 早期失於治療，未能及時控制毒勢。

2. 擠壓、碰傷或過早切開，造成毒邪擴散。

3. 誤服辛熱之藥及酒、肉、魚腥等，或艾灸瘡頭，更增火毒。

二、辨證要點

1. 多先有疔瘡病史，但以顏面疔瘡、爛疔、疫疔合併走黃較為多見。

2. 瘡頂忽然陷黑無膿，腫勢軟漫，迅速向周圍擴散，邊界不清，失去護場，皮色由焮紅轉為暗紅。

3. 全身有寒戰，高熱（多在 39℃ 以上），頭痛，煩躁，胸悶，四肢痠軟無力，舌質紅絳，苔多黃糙，脈洪數或弦滑數。或伴有噁心，嘔吐，口渴喜飲，便秘腹脹或腹瀉；或伴有咳嗽，氣喘，脅痛，痰血。病情嚴重者，更有

神志昏迷，譫語，或發痙、發厥等症狀。

4.皮膚上可有瘀斑、瘀點、風疹塊、黃疸等。

5.可有流注、附骨疽、肺癰等併發症。

6.白血細胞總數在 15000/mm³ 左右，中性白血細胞在 80% 以上。

7.血培養多有細菌生長。

三、施治方法

（一）內治法

涼血清熱解毒，方以五味消毒飲、黃連解毒湯、犀角地黃湯三方合併加減。

【方藥】鮮生地、紫地丁、野菊花、銀花、半枝蓮、草河車、連翹、赤芍、丹皮、黃連、生甘草。

【加減法】神志昏迷加紫雪丹 6g，分 3 次吞服，或安宮牛黃丸 2 粒，分 2 次化服；咳嗽痰血加象貝母、天花粉、藕節炭、鮮茅根；咳喘另加鮮竹瀝 10～20ml（燉溫沖服）；大便溏洩加地榆炭 3g，黃芩炭 3g，銀花改用銀花炭；大便秘結，苔黃膩，脈滑數有力，加生大黃 10g（後下），元明粉 10g（分沖）；嘔吐口渴加竹葉 6g，生石膏 15g（打碎），生山梔 10g；陰液損傷加鮮石斛 20g（先煎），玄參 10g，麥冬 10g；驚厥加羚羊角 1g（磨粉濃煎沖服），鉤藤 15g（後下），龍齒 20g（先煎），茯神 10g；併發黃疸加生大黃 10g（後下），生山梔 10g，茵陳 20g。

2.併發流注、附骨疽、肺癰，參照各症治療。

（二）外治法

一般參照原發病治法。

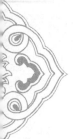

【附註】疔瘡走黃多數和現代醫學所稱的敗血證相似，根據我們臨證體會，這種有危險性的證候，請西醫綜合治療和作必要的化驗檢查。

1.化驗檢查：

（1）膿液塗片加培養及抗菌素敏感度試驗（青黴素、鏈黴素、金黴素、土黴素、四環素、氯黴素、合黴素、紅黴素及磺胺類）。

（2）血培養及抗生素敏感度試驗，最好隔天 1 次，直到陰性為止。

（3）尿常規測定。

（4）脅痛、痰血者，需胸部 X 光透視或攝片。

2.化學和抗生素療法：

選擇藥物應依細菌的種類及其對藥物的敏感度而定。各種抗菌的劑量應較一般量稍大，必要時採用二種以上的藥物。遇病情嚴重而致病菌未能確定時，可採用大量的聯合療法：金黴素（或其他廣譜抗生素）每日 2～3g，和青黴素每日 80 萬單位，鏈黴素每日 2g 合用。待病原菌確定後，再改用適當的抗生素。

3.補液：

按體重計算。一般成人每日用 5%葡萄糖溶液 1000ml 加 5%葡萄糖鹽水 1000ml 靜脈滴入。在 5%葡萄糖溶液中，可加入維生素 C1g。

4.輸血：

一般可用小劑量，100～200ml 新鮮血，每週 1～2 次。

5.氧氣吸入：

在出現氣急、發紺時使用。

四、護 理

除一般按重病護理，絕對臥床休息，昏迷時按照昏迷常規處理外，還應當注意這樣一些問題：

1.壯熱惡寒無汗者，勿使袒露胸腹和當風受涼。

2.壯熱不惡寒，頭昏煩躁，氣急脈數者，頭部可用冰袋。

3.壯熱汗多口渴，渴喜冷飲，可給芭蕉根汁或菊花葉汁加涼開水沖飲，或給以西瓜汁。

4.飲食宜忌葷腥發物及甜膩之品，視病情酌給素流質、素半流質或素普食。

5.局部換藥應強調不能擠膿，務使創傷得到休息。有原發病灶的肢體予以固定。

✳ 第三節　癰瘡證治

本病武當道教醫藥稱作「有頭疽」，亦有與「發」共同命名的，實為金黃色葡萄球菌所致的多個相鄰的毛囊及其所屬皮脂腺或汗腺的急性化膿性感染。一旦發病，病情較重，患糖尿病之體，尤為嚴重。

因發病部位不同，中醫又有「腦疽」「發背」「搭背」「手足發背」「少腹疽」等名稱。

病因病機

本病多由外感風溫、濕熱，內有臟腑蘊毒，凝聚阻滯肌表，以致經絡阻隔，營衛不和，氣血凝滯而成。

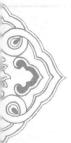

辨證要點

1.中老年人，尤以陰虛火熾、身體衰弱之人，或氣血虛弱肥胖之體，或糖尿病患者多見。

2.頸後，背部為好發部位。

3.初起患處有多個粟粒樣膿點，紅腫範圍較大，堅硬者隆起，疼痛劇烈，與正常組織界線不清。逐漸發展，腫脹範圍越來越大，甚則過盈尺，劇痛難忍，隨之表面形成多個膿栓，並由膿栓處腐爛、塌陷，周圍組織紫紅，僵硬，表現為火山口樣瘡面。不同於其他化膿感染性疾病的主要表現。

4.常出現全身不適，食慾不佳，惡寒，或高熱，寒戰等全身感染性症狀。

5.化驗檢查：白細胞計數及中性分類較高，同時應注意做糖尿病相關測定。

鑑別診斷

本病應與癤病、急性蜂窩組織炎、皮脂腺囊腫感染相鑑別。

1. 癤病：癤與癤病只是發作數量不同，癤病可以是多個癤簇生，但可以分辨出每個癤都是孤立的。

2. 急性蜂窩織炎早起往往不易鑑別，臨床表現都是紅腫熱痛，與正常皮膚無明顯界線。病情嚴重時病變中央區域容易發生壞死，無集中膿栓可作為明顯的區別。

3. 皮脂腺囊腫感染時，局部紅腫熱痛，範圍可以較

大，皮脂腺囊腫感染病人均有體表腫瘤的病史，感染為其繼發體徵。

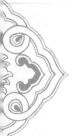

施治方法

一、內治法

（一）火毒凝結證

【主證】相當癤的初起，腫塊色紅高腫，灼熱疼痛，根腳堅硬，中央有粟粒樣膿頭，膿液稠黃，伴有畏寒、發熱，頭痛，食慾不振，便秘溲赤，口渴喜飲，舌紅，苔黃或薄黃，脈數有力。

【治則】疏風清熱，解毒消腫。

【方藥】仙方活命飲加減：銀花 20g、菊花 15g、防風 10g、白芷 10g、山甲 10g、皂刺 10g、花粉 15g、赤芍 10g、生甘草 10g。

（二）濕熱壅滯證

【主證】局部增大，紅腫高突，灼熱疼痛，根腳收束，膿出稠厚或膿栓處腐爛，狀如蜂窩，全身壯熱，朝輕暮重，伴胸悶嘔惡，腹脹納呆，舌質紅，苔白膩或黃膩，脈濡數。

【治則】清熱利濕，益氣脫腐。

【方藥】托裏透膿湯加減：金銀花 20g、地丁 15g、茯苓 10g、當歸 10g、山甲 10g、皂刺 10g、龍葵 15g、生黃蓍 10g、升麻 10g、白芷 10g、生薏仁 30g。

（三）陰虛火熾證

【主證】多見於老年人伴有消渴病史者，瘡色紫暗，

腫熱平塌，疼痛劇烈，腐肉難脫，潰後膿血稀少或膿液先稠後稀，壯熱口渴，便秘溲赤，舌紅苔黃或黃燥，脈細數或弦數。

【治則】養陰清熱，涼血解毒。

【方藥】四妙勇安湯加減：當歸 15g、玄參 30g、銀花 20g、生甘草 10g、生首烏 30g、蚤休 15g、皂刺 10g、花粉 15g、丹皮 10g。

（四）氣虛毒滯證

【主證】瘡面腫脹木痛，腐肉不化，新皮難生，肉芽水腫，膿水清稀，瘡色灰暗不澤，面色蒼白，身倦無力，舌淡苔白膩，脈細或細數。

【治則】調補氣血，扶正托毒。

【方藥】托裏透毒散加減：當歸 15g、黨參 20g、白朮 15g、茯苓 20g、生薯 30g、銀花 20g、川芎 10g、雞血藤 15g、生甘草 10g。

二、外治法

1. 初起：

取朴硝 200g，開水沖溶後熱敷，日 2～3 次，二三天後無明顯改善，用金黃散與仙人掌（去刺、皮）搗泥貼敷。保持外用藥呈潮濕狀態為度，以使毒邪聚結集中。

2. 成膿：

病灶中央有膿栓形成，使用三仙丹藥捻插入壞死區，外面再敷金黃膏。

已化膿有波動，或膿液蓄積難出者，須立即作「十字」或「＋＋」「＋＋＋」形切開，切開深度達膿腔基底，切

口必須夠大，引流一定要通暢。

3. 收口期：

瘡口有腐肉難脫，或腐肉高突，用平胬散。翦除腐肉，敷撒九一丹、八二丹。瘡口有腔或形成袋膿時用墊棉法，如係切口過小，應擴大創口。

三、單驗方療法

1. 鮮菊花葉適量，加紅糖少許搗泥，外敷。

2. 鮮蒲公英 60g 煎泡，冷敷患處。

3. 蘆薈酒外搽，蘆薈 30g，白酒 100ml，浸泡後外搽患處，每日 3～4 次。

四、針灸療法

1. 圍針療法：由病灶四周圍針斜刺，留針少時，每日 1 次。

2. 病灶中央壞死區域，置艾絨捏成同等大小塔形艾炷，直接灸或隔鮮薑片灸，每次 3 壯。

五、手術療法

成膿後必須手術。方法得當，可縮短療程。切開時必須注意切口夠大夠深，消滅死腔，以利充分引流，並不斷以刀代藥助其脫腐，促其新生肉芽生長。

六、其他療法

1. 火照法：用麵粉和勻後做成片狀，圍成筒形，圍於壞死區邊緣，固定好後，內放麻油，做捻放其中點燃，即有熱療作用，又有艾油解毒功效。

2. 陽氣不足時，可配合神燈照法或桑柴火烘法。

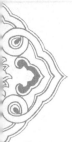

護理預防

1. 注意個人衛生，保持皮膚清潔。

2. 經常參加戶外活動，增強體質，防止病邪侵襲。

3. 病灶外不得捏擠、按搓。

4. 外敷藥物應大於病灶範圍，並保持藥物含水程度。

5. 瘡口周圍皮膚保持清潔，預防濕瘡。

6. 忌食辛辣、葷腥食物，飲食宜清淡，多飲白開水。

7. 配合輸液療法，做細菌培養及藥敏，用足量抗生素。

8. 糖尿病患者，需積極治療糖尿病。

✺ 第四節　急性蜂窩組織炎證治

急性蜂窩組織炎是溶血性鏈球菌或葡萄球菌侵入皮下、筋膜下或深疏鬆結締組織，造成相應部位的急性瀰漫性化膿性感染。其中包括急性化膿性淋巴結炎、臍窩炎等病症，均屬武當道教醫藥「癰」範疇。

癰有「外癰」「內癰」之分。因發病部位不同，又有許多命名，外癰如「頸癰」「鎖喉癰」「臍癰」「腹皮癰」「囊癰」「子癰」「臀癰」「肛癰」等。是外科常見多發疾患。內癰因病發臟腑，與外癰在病因、證治方面又有不同，以下僅就外癰論述。

病因病機

多因外感風溫風熱，或過食膏粱厚味，肝胃火毒上

攻，或因房室勞傷，肌膚受損，繼發染毒，導致氣血運行失常，經絡阻隔，蘊結肌膚之間而成。

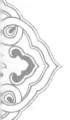

臨床症狀

1. 病灶浮淺，光軟無頭，紅腫疼痛，無明顯界限。
2. 發病迅速，痛如雞啄。易於成膿，潰後膿去，容易收斂。
3. 由產生氣體的細菌感染者，可出現捻發音。
4. 重者惡寒發熱、頭身疼痛、活動受限。
5. 身體任何部位均可發病。
6. 實驗室檢查，血白細胞增高，中性粒細胞增高。

辨證要點

癰類較多，因發病部位不同，臨床表現各異，應與不同類症相區別，如頸癰應與疒腮相鑑別，足背癰應與丹毒相鑑別，子癰應與子痰相鑑別。一般癰易腫，易化膿，易斂，不損傷筋骨，極少造成陷症，臨床較易鑑別。

施治方法

一、內治法

（一）火毒熱結證

【主證】患處腫脹不適，皮薄，光軟無頭，表皮嫩紅，灼熱疼痛，很快成膿，多伴有發熱、頭痛、口渴泛惡，舌質紅，舌苔黃膩，脈象弦滑或弦數。

【治則】清熱解毒，行氣活血。

【方藥】五味消毒飲加減：銀花 20g、連翹 10g、野菊花 10g、防風 12g、白芷 10g、蚤休 30g、穿山甲 10g、乳沒各 10g、生甘草 10g。

（二）風熱夾痰證

【主證】癰發頸後，患處結塊，皮色不變，腫脹不適，逐漸高突，迅速皮色轉紅，灼熱疼痛，按之中軟，潰後膿出黃稠，伴惡寒發熱、頭痛、咳嗽、口乾、便結，舌質淡紅，舌苔薄黃，脈弦滑。

【治則】散風清熱，解毒化痰。

【方藥】牛蒡解肌湯加減：牛蒡子 12g、金銀花 15g、荊芥 10g、山梔 10g、土貝母 10g、夏枯草 10g、黃芩 10g、皂刺 10g、生甘草 10g。

（三）肝脾火鬱證

【主證】癰發軀幹，患處暴腫，皮色焮紅，灼熱疼痛，痛引肩前，牽及兩脅，潰後膿出黃稠，伴發熱惡寒，口苦咽乾，疲乏納呆，舌質紅，苔黃燥，脈弦數。

【治則】清肝解鬱，消腫化毒。

【方藥】柴胡清肝湯加減：柴胡 5g、當歸 10g、牛蒡子 12g、金銀花 20g、山梔 10g、黃芩 10g、皂刺 10g、厚朴 10g、生甘草 10g。

（四）濕熱下注證

【主證】多見於下肢、股部、膕窩、小腿、膝、足背等處。初起，木硬疼痛，皮膚發紅或焮紅光亮。逐漸疼痛加劇，腫脹明顯，周界不清，潰後膿出黃稠，痛徹筋骨，水腫難消，周身倦怠。舌淡紅，苔薄黃或黃膩，脈滑數。

【治則】清熱利濕，活血解毒。

【方藥】萆薢滲濕湯加減：萆薢 15g、生薏仁 30g、黃柏 10g、白朮 10g、蒲公英 30g、茯苓 10g、防己 10g、赤芍 10g、皂刺 10g。

二、外治法

1. 消炎解毒：初起紅腫時外塗金黃膏，或金黃散與七釐散混合調敷。

2. 祛腐提膿：膿去不淨或腐肉不脫，選用九一丹、五五丹等。

3. 促癒生肌：腐肉脫淨後，可選用生肌散、生肌玉紅膏外用。

三、單驗方療法

1. 朴硝 100～200g，開水沖溶濕敷。

2. 鮮蘆薈、仙人掌（去皮、刺）、鮮馬齒莧適量，搗泥敷貼。內加少許冰片，取之鎮痛功效，更為有效。

四、灸法

初起不紅不熱，用艾炷灸瘡頂，以知為度，每日 1 次。

五、手術療法

癰，陽證居多，發病迅速，極易化膿，應及時以刀代藥，切開排膿，注意切口方向，要有利引流，還要注意切口必須夠大，引流一定暢通，要消滅死腔。

六、其他療法

病情嚴重者，應請西醫配合治療，配合應用抗生素、輸液等，並及時做細菌培養及藥敏試驗，以選用最有效的抗生素。

護理預防

1. 勤洗澡，勤換衣，保持皮膚清潔。
2. 瘡面禁忌捏擠，癰患四肢者，應注意抬高肢體。
3. 忌食辛辣、腥葷食物，飲食宜清淡。
4. 注意鍛鍊身體，增強機體抗病能力。

✳ 第五節　疽病證治

武當道教醫藥外科所說的「疽」，即「疽者，沮也」。氣血為毒邪所阻滯不行，或因情志內傷，招致正氣不足、氣血虧損，鬱結於內易發此病。在武當道教醫藥外科中，「疽」是一種比較嚴重的病症。在八綱辨證上多屬陰證、虛證、裏證、寒證。

現代醫學的化膿性骨髓炎是由化膿性細菌所引起的骨組織感染，初起無頭，是發於骨骼及關節的無頭疽。因疽毒深沉且附筋著骨，推之不移，因此，武當道教醫藥稱此病為「附骨疽」。本病有急、慢性之分。根據發病部位不同，又有「骨癰疽」「貼骨疽」「多骨疽」「朽骨疽」「咬骨疽」等多種名稱。

病因病機

本病的發生多緣正虛邪實，外感風、寒、濕邪，失治誤治，或病後餘毒，或跌打損傷，以致經絡阻塞，瘀血化熱，凝滯筋脈，蘊蒸骨骼為患。

辨證要點

1. 青少年及兒童易患。

2. 好發於四肢骨幹，以下肢為多見。

3. 常有明顯化膿性病灶存在或創傷史。

4. 急性者初起即有寒戰、高熱、頭痛、頭暈甚至神昏譫語等敗血症症狀。

5. 患肢拒動、腫脹，皮膚焮紅灼熱，深壓疼痛，痛徹筋骨，活動受限，動則痛甚。

6. 腫脹加重，高熱不退，局部變軟，潰後膿出黃稠。骨膜穿刺可確診成膿與否。

7. 潰破後，膿水淋漓，瘡口不收，致竇道形成而轉為慢性。

8. 實驗室檢查，急性期血白細胞總數及中性粒細胞明顯增高，血培養陽性，血沉加快。

9. X 光片檢查，發病 2 週顯示骨骺端模糊，骨質疏軟，輕度骨膜反應，3 週後出現骨質吸收、破壞，骨膜增厚，陰影密度增高。

10. 紅外線熱像儀或核素掃瞄、超音波等有助早期診斷深部膿腫的形成。

鑑別診斷

1. 急性蜂窩織炎（癰）臨床表現紅腫高起，焮熱疼痛，周圍界線清楚，未成膿之前無瘡頭而易消散，壓痛軟淺，全身中毒症狀不太嚴重。

2. 軟組織深部膿腫（流注）局部炎症與全身中毒症狀不明顯，多發於肌肉深處，呈結塊或漫腫。

3. 骨與關節結核（流痰）起病緩慢，患處腫脹，緩慢化膿，潰後不易收口或形成瘻管。有肺結核或淋巴結核，或胸膜、腹膜結核，或鄰近組織的結核病灶直接侵及骨關節。並有慢性、長期低熱的發病過程。

施治方法

一、內治法

（一）濕熱瘀阻證

【主證】病初起，寒戰高熱，患處疼痛徹骨，活動受限，繼則腫脹，發熱微紅，局部灼熱，明顯壓痛和患處叩擊痛。

【治則】清熱化濕，活瘀通絡。

【方藥】方選五神湯加減：金銀花 20g、地丁 15g、茯苓 10g、蚤休 15g、萆薢 15g、丹皮 15g、連翹 10g、牛膝 30g、車前子 10g。

（二）熱毒熾盛證

【主證】起病 1～2 週後，高熱不減，局部腫脹紅赤，疼痛劇烈，灼熱且有波動感，甚則神昏譫語，舌質紅，舌苔黃膩，脈洪數。

【治則】清熱解毒，潰膿托毒。

【方藥】透膿散加減：生黃蓍 20g、當歸 10g、川芎 10g、山甲 10g、皂刺 10g、赤芍 10g、地丁 15g、連翹 10g、生甘草 10g。

（三）膿毒蝕骨證

【主證】潰膿 3～4 週後，膿出不盡，皮色紫暗，瘡口凹陷，稀膿淋漓，竇道形成。探針檢查可觸及粗糙死骨。全身疲乏，納呆食少，舌淡，舌苔薄白，脈細無力。

【治則】調補氣血，托毒生肌。

【方藥】四物湯與陽和湯加減：熟地 15g、當歸 10g、白芍 10g、生黃蓍 30g、白芥子 10g、鹿角膠 10g、白芷 10g、茯苓 10g、生甘草 10g。

二、外治法

1. 初起：紅腫疼痛時用金黃散、沖和膏、玉露散蜜調外敷。

2. 潰後：竇道形成，用五五丹藥捻或獨一丹藥捻，托膿祛腐。

3. 創面乾淨，用生肌散、白玉膏外敷。

4. 藥線療法：此法適用於膿毒蝕骨證：

①嚴格消毒患處，在局部麻醉或神經阻滯麻醉進行手術。用球頭銀質探針由甲孔探入，由乙孔穿出。用藥線繫在探針一頭，由甲孔或乙孔拉出探針均可，留藥線在甲、乙兩孔的空腔內，將藥線在兩孔中間打結，並慢慢繫緊藥線，以藥線的切割力緩慢地將其兩孔間空腔皮膚切開。用獨一丹或三仙丹藥捻插入空腔內去淨腐肉後，換生肌散或生肌膏收口。若有死骨，待空腔切開後，取出死骨，再插藥捻祛腐肉，生新肌。若患處只有甲孔，沒有乙孔，可用探針沿空腔向距體表較近探查，在距體表最近處，做一個人工乙孔。

②將藥線繫在甲孔處的探針球頭部，藥線繫緊後，將探針由乙孔拉出，將藥線留在病灶的空腔內，在甲孔與乙孔中間，將藥線打活結繫緊。慢慢地切開皮下組織及皮膚，用獨一丹或三仙丹藥捻去淨腐肉，用生肌散或生肌膏生肌收口。

【註】採用藥線療法，要根據患者身體具體情況設計適宜的治療方案。體壯者：一次可以處理 1～3 個空腔，體弱者，一次只能處理一個空腔，待一處痊癒後，再處理其他病灶。對體壯者，結紮藥線的節可以繫緊一些，這樣可以縮短療程，但痛苦稍大些，對體弱者，藥線每次可繫鬆一些，這樣療程會長些，可是痛苦確小一些。

三、單驗方療法

西黃丸或小金丹，研細調塗患處。

四、手術療法

1. 成膿後宜早期切開引流，切口要夠大，要有利引流（急性發作期只能作引流，不可作根治性手術）。

2. 骨膜下膿腫形成，可行骨皮質鑽孔直達髓腔，保持膿腫引流通暢。

3. 單純死骨切除：

適用小型死骨，切除死骨和肉芽組織後，在全身和局部抗生素控制下可一期縫合。

4. 截肢術：

經久不癒的慢性骨髓炎，周圍皮膚疑有惡變，長期慢性消耗，病員較衰弱，可考慮行截肢術。

還有碟形手術、帶蒂肌瓣填塞法、病骨截除術、骨腔

植骨術等，根據病情，施以不同的方法。

五、其他療法

1. 早期，大劑量及有效抗生素聯合使用。

2. 加強支持療法，維持水、電解質平衡，糾正酸中毒，間斷少量輸血。

3. 抬高患肢，並制動，可用皮膚牽引以防止肌痙攣和關節畸形，減輕疼痛。也可用石膏托固定，防止病理性骨折、骨骺分離和關節脫位。

護理預防

1. 加強營養，忌油膩、辛辣、魚腥發物。

2. 注意休息，減少不必要能量消耗。

3. 急性期，肢體制動。

4. 積極醫治皮膚破損及各種感染。

✳ 第六節　環跳疽證治

此病相當於現代醫藥的化膿性髖關節炎，是指化膿性細菌經血源性傳播而感染，最常見的致病菌為金黃色葡萄球菌。多發生於髖、膝關節，其次為肘、肩、踝關節。化膿性髖關節炎相當於武當道教醫藥的「環跳疽」「縮腳疽」。因發病於不同部位，又有「肩中疽」「肘疽」「踝疽」等，均為關節間的急性化膿性疾病，屬「骨疽」範疇。

病因病機

其病因多緣跌仆損傷，或氣血虛弱，復感風、寒、濕

邪，或濕熱餘毒，留於筋骨或骨關節，氣血凝滯，蘊而化熱，內轉於骨而發病。

辨證要點

1. 多見於兒童、嬰兒，青少年次之。

2. 發病部位常見髖關節、膝關節以及肘、肩、踝關節。

3. 急性發病，高熱、寒戰，全身症狀嚴重。

4. 初起漫腫，疼痛不劇烈，肢體關節及受累關節活動受限。逐漸關節劇痛，局部明顯紅、腫、熱、壓痛，關節積液明顯，並可出現放射性疼痛。肌肉痙攣，關節屈曲攣縮，以致發生病理性半脫位或脫位。

5. 潰膿後可形成竇道，經久不癒。可演變為慢性化膿關節炎。

6. 新生兒症狀多不明顯，如有躁動不安，啼哭不止，以及原因不明的患肢肌痙攣不能活動，應引起高度注意。

7. 血白細胞計數增高。

8. X光片：示軟組織密度增加，關節間隙增寬，嚴重者有骨組織病變或死骨形成。

9. 關節腔穿刺和關節液檢查對早期確診很有價值。

10. 關節鏡檢查及活檢可明確診斷。

鑑別診斷

一、關節結核

為慢性進行性破壞病變，發病較急的關節結核與發病

緩慢的化膿性關節炎有時不易鑑別，關節結核一般有肺結核病史，病程長，發病不劇烈，俗稱「白色瘤」，關節液檢查結果可區別。

二、類風濕性關節炎

一般為雙側對稱性多關節病變，血沉快，類風濕因子陽性，抗「O」增高，關節呈骨性強直。

三、急性化膿性骨髓炎

全身症狀相似，病變以骨骺端為主，有局部壓痛和腫脹，關節活動一般不受影響。兩者可相互侵犯，或同時並存。

四、小兒一過性滑膜炎

全身情況好，體溫稍高，髖部疼痛及跛行，肌肉痙攣以及髖關節屈曲畸形。局部壓痛不明顯，血沉正常，白細胞計數正常。

五、損傷性關節病

多有外傷史，活動時症狀加重。

施治方法

一、內治法

（一）濕熱瘀阻證（初期）

【主證】髖部筋骨隱痛，皮色不變，繼則臀部外突，兩側下肢外翻，不得屈伸，活動受限，發熱、惡寒，頭身疼痛，疲乏無力，舌淡紅，舌苔黃膩，脈滑數。

【治則】清化濕熱，行瘀通絡。

【方藥】五神湯與二妙散加減：金銀花 30g、地丁

15g、茯苓 10g、黃柏 10g、蒼朮 10g、赤芍 10g、製乳沒
10g、丹參 25g、王不留行 15g、牛膝 10g。

（二）毒熱內蘊證（化膿期）

【主證】髖關節漫腫至腰胯，下及大腿，皮膚焮熱紅
腫，關節不得屈伸，跳痛劇烈，壯熱不退，甚則寒戰，神
昏譫語，舌質紅，舌苔黃燥，脈洪數。

【治則】清熱化濕，和營解毒。

【方藥】黃連解毒合透膿散加減：生黃蓍 20g、當歸
10g、黃連 4g、金銀花 20g、丹皮 15g、梔子 10g、黃芩
10g、山甲 10g、皂刺 10g、赤芍 10g。

（三）氣血兩虛證（潰後期）

【主證】疽毒潰破，瘡口久不癒合，內有損骨，外有
竇道，膿水清稀，面色蒼白，氣短懶言，舌質淡，舌苔
薄，脈細無力。

【治則】治宜益氣，養血、化濕。

【方藥】陽和湯和四物湯加減：生黃蓍 30g、黨參
20g、當歸 15g、熟地 10g、赤芍 10g、肉桂 5g、白芥子
10g、鹿角膠 10g、川芎 10g、杜仲 10g、生薏仁 30g、茯
苓 10g。

筆者用師授的秘方治療「附骨疽」「環跳疽」包括「股
骨頭缺血性壞死」病例多人，均取得理想效果。原方沒有
方名，根據功效，自取方名為「真武益骨丹」。

【方藥】當歸、熟地、白芍、枸杞、山萸肉、女貞
子、桑葚子、黑芝麻、製首烏、菟絲子、沙苑子、補骨
脂、胡桃肉、淮牛膝、覆盆子、炒杜仲、巴戟天、淫羊

霍、黑豆、車前子、五味子、茯苓、澤瀉、炒白朮、山藥、扁豆、豆卷、人參、穀芽、麥芽、鹿角膠、龜板膠、魚鰾膠、蓮鬚、地骨皮、猴骨。

上藥共 36 味，各 20g，分別如法炮製後，共研細末，煉蜜為丸，每丸含生藥 6g，每次服 1 丸，每日 3 次用溫鹽水送服。

【功用】補元氣，暖丹田，補腎添精，壯骨補髓，健脾益胃，充實氣血，通絡活絡。主治骨結核、骨髓炎、骨壞死、骨痂不生長等症。

二、外治法

1. 無皮膚焮熱時，外用沖和膏和活血止痛散混合貼敷。

2. 微紅漫腫時，先用蒜硝糊厚敷 1 小時後，換用金黃膏或玉露膏厚敷 12～24 小時，每日 1 次。

3. 潰後瘡口紫陷者，以附子餅灸之。

三、針灸療法

1. 體針：

取穴：三陰交、委中、足三里，採用中強刺激手法。

2. 挑治：

消毒後，以三棱針點刺委中穴，出血為度。

四、手術療法

1. 成膿後宜早期切開引流，一是減少挑膿的疼痛，二是避免膿水浸淫筋骨。

2. 髖部肌肉豐厚，切開之口要夠大，以利引流。

3. 瘡口小而深，內有死骨不能排出者，須行手術擴瘡

摘除死骨。

五、其他療法

1. 關節穿刺：

對診斷與治療都極需要，穿刺抽吸後，減少病灶內張力，可以減輕疼痛，同時亦減少蛋白分解酶對關節軟骨的破壞。抽出液若為黏附稠膿液，可用鹽水灌洗，還可向關節內注入抗生素。

2. 關節鏡灌洗術：

可以在直視下，最大程度地反覆灌洗關節腔，吸出關節內膿性滲出液等，減少有害物質對關節的作用。

護理預防

1. 制動，初期即宜夾板固定或皮膚牽引，以減少疼痛，防止發生畸形。

2. 外傷所致傷口，應及時清創處置。

3. 瘡口周圍皮膚保持清潔。

4. 高熱病人及時多飲白開水，並應臥床休息。

5. 恢復期加強功能鍛鍊，保持肢體功能。

6. 忌食辛辣、魚腥發物。

✳ 第七節　骨關節結核證治

骨關節結核相當於武當道教醫藥的「爬骨流痰」，它是結核桿菌由原發病灶經血流或淋巴侵入骨與關節附近或較遠的空隙，繼發骨關節慢性感染病灶而形成膿腫。約95%的患者有肺結核史。因膿腫破潰後膿汁稀薄如痰，故

武當道教醫藥亦稱流痰。又稱「骨癆」「瘡癆」或「穿骨流注」，還有「龜背痰」「腎俞痰」「附骨痰」「鶴膝痰」「穿拐痰」等多種名稱。

病因病機

本病多由於先天不足，肝腎虧損，筋骨失養，骨髓空虛，後天失調，脾腎虛弱，風寒濕之邪得以乘之，流注於筋骨關節而成。

辨證要點

1.多發於青少年和兒童，大部分患者有肺結核或結核病接觸史。

2.早期全身症狀不明顯，僅感病變關節略有酸脹、疼痛，伴有低熱、顴紅、盜汗、納呆。

3.病變關節逐漸膨隆、飽滿、疼痛，皮色不變，活動不利，動則疼痛加劇，肌肉痙攣或萎縮。

4.數月或經年以後，病變骨或關節附近出現寒性膿腫。潰後，膿水清稀，夾有敗絮狀物，破潰處往往形成竇道，不易收口，可出現消瘦、貧血。

5.發病部位以脊椎為多，其次為髖、膝關節等處。

6.結核活動期，血沉明顯增快，結核菌素試驗呈強陽性。

7.膿腫形成後，穿刺可抽出乾酪樣壞死組織。

8.X 光片早期顯示骨質疏鬆、脫鈣，甚至部分破壞，關節面模糊。稍晚期可見游離死骨。死骨吸收者，可見骨

空洞。晚期關節間隙狹窄或消失。

9.嚴重者可有病理性骨折、關節脫位、半脫位或畸形，脊椎結核病人常易並發截癱。

10.CT 檢查可協助診斷椎體、椎間盤、腰肌和椎管內以及髖關節內的病變與範圍。

鑑別診斷

應注意與類風濕性關節炎、化膿性關節炎或化膿性骨髓炎、骨腫瘤相鑑別，脊椎結核還應與強直性脊柱炎相鑑別。

一、類風濕性關節炎

好發於青年女性，病變部位常以手、足小關節為主，如肘、腕、膝、踝關節等，血清類風濕因子試驗可能為陽性。

二、化膿性關節炎或化膿性骨髓炎

一般起病急驟，全身急性中毒症狀明顯，可依靠細菌學和病理學檢查予以鑑別。

三、骨腫瘤

不易鑑別，往往需要骨科醫師、放射科醫師和病理科醫師共同努力，對高度可疑者可行活組織檢查，切取部分病變組織及適量附近軟組織作病理切片，以明確診斷。

四、強直性脊柱炎

主要以脊柱運動受限為主，是一種進展緩慢的潛行性疾病，典型病變是關節周圍軟組織的鈣化和骨化。

施治方法

一、內治法

（一）陽虛痰凝證

【主證】病變關節隱隱酸楚不適，外觀無明顯異常改變，或病變關節疼痛，活動障礙，動則痛甚，精神萎靡，面色無華，舌質淡，苔薄白，脈濡細。

【治則】益氣通絡，溫陽化痰。

【方藥】陽和湯加減：炙黃蓍 20g、熟地 30g、鹿角膠 10g、白芥子 10g、茯苓 10g、杜仲 10g、川芎 10g、肉桂 5g、麻黃 3g。

（二）陰虛內熱證

【主證】病變受累處漸漸漫腫，皮色微紅，按之應指，疼痛加重，局部可形成膿腫，伴午後潮熱，顴紅，夜間盜汗，口燥咽乾或咳嗽痰血，舌質紅，少苔或薄黃苔，脈細數。

【治則】滋陰清熱，扶正托毒。

【方藥】清骨散加減：銀柴胡 15g、青蒿 12g、秦艽 10g、地骨皮 10g、生炙蓍各 20g、金銀花 20g、知母 10g、玄參 10g、皂刺 10g、山甲 10g、炙鱉甲 30g。

（三）肝腎虧虛證

【主證】膿腫潰後，膿水清稀，夾有敗絮，淋漓不盡，瘡口內陷，形成竇道經久不癒。病在四肢關節者，患肢肌肉萎縮，畸形；病在頸、胸、腰椎者，則強直不遂或截癱。形體消瘦，面色蒼白，神疲乏力，自汗盜汗，舌質

淡紅，少苔，脈細數。

【治則】補氣養血，扶正托毒。

【方藥】八珍湯加減：人參 10g、白朮 10g、當歸 20g、白芍 15g、茯苓 15g、熟地 20g、生炙蓍各 30g、山甲 10g、女貞子 15g、炙甘草 10g、補骨脂 10g、枸杞子 15g。

二、外治法

1. 初起：陽和解凝膏或回陽玉龍膏外敷。

2. 提膿袪腐：九一丹、五五丹、獨一丹紗條。

3. 生肌：生肌散、珍珠散。

三、單驗方療法

1. 夏枯草膏內服。

2. 豬苦膽膏外塗。

3. 竇道內置守宮尾，脫腐引流。

四、灸 法

病變初起及膿腫形成均可使用。病灶頂端，隔薑灸、隔蒜灸。亦可灸百會穴或病灶兩旁各取 1.5 吋之相應穴位，艾灸。日 3～5 壯。

五、手術療法

本病目前主要手術方式有病灶外植骨融合術及病灶清除術，可以縮短療程，提高療效。

1.病灶及其周圍有明顯膿腫、死骨或經久不癒的竇道。

2.單純滑膜結核經全身和局部治療無效者。

3.骨結核病灶有穿破進入關節可能者。

4.全關節結核為搶救關節功能者。

5.有脊髓壓迫症狀的，及時減壓及病灶清除，以提高截癱恢復率。

六、其他療法

1.抗結核療法：

一線藥物為鏈黴素、異煙肼、對氨基水楊酸。二線藥物為利福平、乙胺丁醇、氨硫脲（結核安）、卡那黴素等。

2.膿腫穿刺：

寒性膿腫形成後，可在無菌條件下穿刺抽膿，用鹽水沖淨後再注入鏈黴素、異煙肼等抗結核藥。

3.固定療法：

關節過多活動不利於病變的康復，固定可以緩解肌肉痙攣，防止或糾正畸形，可根據不同的病變部位分別選用牽引、夾板、石膏以及特製支架等外固定器具。

4.狼毒棗：

狼毒 10g、大棗 50g，兩味一起蒸 1 小時，將大棗取出曬乾，每次服大棗 2 枚，日 3 次。

護理預防

1.調理情志，保持心情舒暢，情緒穩定。

2.活動期宜臥床休息，非活動期可適當活動。

3.被制動的關節不宜太久，以防引起骨質疏鬆、肌肉萎縮或關節強直。

4.加強營養，給予可口、易消化、富含蛋白質和維生

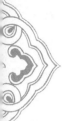

素的食物，粗、細糧搭配。

5.忌油膩、辛辣、魚腥之品。

6.休息處所宜安靜、清潔、通風。

✳ 第八節　疽毒內陷證治

疽毒內陷相當於現代醫學的「全身化膿性感染」，武當道教醫藥又稱為「疔瘡走黃」「餘毒流注」「火毒內攻」等病名。此病屬外科急、危、重症。因此，凡遇此病一定請西醫配合救治。

西醫認為此病由病原體侵入人體血液循環，並在其內生長繁殖或產生毒素，引起嚴重的全身感染症狀或中毒症狀的情況，稱為全身性感染。而由化膿所致者，稱為全身化膿性感染。全身化膿性感染通常為繼發性，一般分為敗血症和膿血症。敗血症是病原菌侵入血液循環，並在其內迅速生長繁殖引發嚴重的全身感染；膿血症是局部化膿性病灶的細菌栓子或脫落的感染血栓間歇地進入血液循環，在全身其他組織或器官形成轉移性膿腫。

毒血症並不是全身化膿性感染，其大量毒素進入血液循環，而病原菌一般仍停留在局部感染灶。因為病原菌在血中生長繁殖的同時，也可產生大量毒素，故敗血症實際上已包括毒血症在內。而敗血症和膿血症也常同時存在，形成膿毒敗血症。屬急、危、重症。

病因病機

本病發生多因毒邪熾盛，失治、誤治或體虛，正不勝

邪，毒不外洩，反陷入裏，客於營血，內攻臟腑所致。

一、疔瘡走黃

係指疔毒走散，四散經絡，入於營血，耗傷營陰，擾動血分，與溫邪傳營入血而致。雖毒邪熾盛，但正氣不虛。

二、疽毒內陷

正氣內虛，正不勝邪，致使火毒熾盛，助邪為病，或毒不外洩，反陷入裏，客於營血，內傳臟腑。

三、火毒內攻

多由於陰液不足，火毒熾盛，內攻臟腑引起。

四、餘毒流注

本病多由病後餘毒，正氣不足，而邪得湊襲；或因毒邪熾盛，邪正相搏，毒邪走散；亦有因疔癤毒邪走散而致者。

以上諸症病因病機不同，表現各異，治療原則不盡相同。

辨證要點

1. 發病前多有原發感染病灶，如癰癤疔瘡，膽道、腸道外傷，妊產史以及其他感染病灶。

2. 瘡之形態表現雖然不一，但總為瘡頂忽然陷黑，無膿，皮色暗紅，邊界不清，迅速向周圍擴散。

3. 起病急，病情重，突發全身中毒症狀，高熱，寒戰，胸悶氣急，噁心、嘔吐。

4. 病情嚴重者，很快出現表情淡漠，煩躁不安，大汗

淋漓，四肢抽搐，甚至神昏譫語等精神症狀。

5. 皮膚黏膜可見出血點或瘀斑，肝脾腫大，甚則黃疸或多發性轉移性膿腫。

6. 白細胞計數明顯增高，中性粒細胞極度增多，白細胞內可見有中毒顆粒，還可出現貧血或溶血性黃疸。

7. 電解質紊亂或肝腎功能受損，如谷丙轉氨酶增高，尿中出現蛋白，管型或酮體，嚴重者可出現感染中毒性休克。

8. 敗血症或膿血症時，血及骨髓培養陽性。

9. X 光檢查，膿血症時可能有肺膿腫徵象。

10. 超音波提示病程中肝脾腫大或肝臟及其部位出現轉移性膿腫。

鑑別診斷

該病是外科急、危、重症，來勢險惡，發病迅速，均有明顯原發灶，又突發高熱、寒戰等全身中毒性症狀，但在嚴密注視與觀察下，一般容易診斷。

施治方法

一、內治法
（一）邪入氣分證

【主證】相當於陽明熱盛，高熱，寒戰，口乾舌燥，面赤惡熱，大汗出，小便短赤，舌紅，苔黃，脈洪數或弦數。

【治則】清熱、解毒、生津。

【方藥】白虎湯加減：生石膏 30g、知母 15g、花粉 15g、金銀花 30g、蒲公英 15g、梔子 10g、生甘草 10g、麥冬 10g、黃連 4g、生黃耆 20g、連翹 10g。

（二）邪入營血證

【主證】熱入血分，高熱不退，煩躁不安，四肢抽搐，神昏譫語，或見發斑、衄血等，舌質絳紅，舌苔少而乾，脈細數。

【治則】涼血解毒，養陰洩熱。

【方藥】清營湯加減：羚羊角粉 3g（分沖）、玄參 30g、生地 30g、知母 15g、紫草 15g、竹葉 5g、金銀花 10g、麥冬 10g、連翹 10g、蒲公英 20g、皂刺 10g。

（三）熱盛亡陰證

【主證】壯熱煩渴，口唇燥裂，大汗淋漓，便秘溲赤，氣息相促，神昏譫語，舌質紅而燥，苔黃而焦，脈細無力。

【治則】養陰復脈，涼血解毒。

【方藥】清營湯和生脈飲加減：羚羊角粉 3g（分沖）、生地 30g、玄參 30g、丹皮 15g、知母 15g、麥冬 10g、花粉 15g、西洋參 5g、五味子 10g。

（四）熱厥亡陽證

【主證】虛熱不退，飲食日減，面色蒼白，汗出如油，四肢厥冷，氣息低促，舌質淡紅，苔少或薄白，脈細數或細微如絕。

【治則】益氣調血，回陽救逆。

【方藥】參附湯加減：人參 15g、附子 10g、當歸

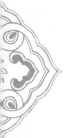

10g、金銀花 30g、生甘草 10g、炙黃蓍 20g。

二、外治法

1. 初期：熱毒熾盛，局部紅腫熱痛，毒邪尚未釀膿或成膿部位表淺，均用金黃膏或玉露散外敷。

2. 成膿或膿腫深大，全身中毒症狀明顯者，必須手術切開，開放引流，用七三丹或五五丹托膿。膿少時改用九一丹、生肌玉紅膏外敷。

3. 膿盡、瘡面乾淨時用生肌散、珍珠粉外敷。

三、單驗方療法

1. 鮮菊花葉適量，加紅糖少許，搗爛貼敷。

2. 鮮蒲公英或鮮地丁 60g，煎煮，作冷敷用。

3. 蒼耳蟲 10～20 條搗爛，外敷患處，再外蓋黃連膏。

四、手術療法

全身化膿性感染手術治療目的，就是及時處理原發感染灶，包括初病灶及轉移灶的處置。關鍵是判別膿腫或感染灶的部位。根據其性質，採取不同的方法。

例如膿腫，儘早作切開引流術，急性腹膜炎、急性梗阻性化膿性膽管炎和絞窄性腸梗阻等急診手術探查，以解除病因，切除傷口內已壞死和瀕於壞死腐敗的組織，以消除毒邪擴散的病源。剔除異物，敞開死腔和傷口，以利引流，以及拔除留置體內的導管。

五、其他療法

1. 補充水分、蛋白、維生素類物質，糾正電解質與酸鹼平衡。

2. 補充血容量，糾正貧血，反覆少量輸給鮮血。

3. 根據原發感染灶的物質，或細菌培養及藥敏試驗，選用敏感有效、抗菌譜較廣的抗菌藥物。劑量宜較大，療程也應較長。

4. 高熱不退者，可選用藥物或物理方法降溫，亦可用靜脈滴注清開靈注射液或經肛門灌注清熱洩毒之藥物。

5. 冬眠療法：

病情嚴重者，可用冬眠靈、非那根各 50mg 和杜冷丁 100mg 加入 5%葡萄糖液中作靜脈滴注，體溫維持在 36℃，同時嚴密觀察血壓、脈搏、呼吸和肺部情況。對有心血管疾病肺功能不全者慎用。

6. 腎上腺皮質激素：

改善機體代謝，保護細胞免受缺氧和毒素損害，維持內環境的穩定以及解毒等作用。應短期內用甲基強的松龍每公斤體重 30mg 或地塞米松 1～3mg，加入 5%葡萄糖溶液內一次靜脈滴注。由於激素有免疫抑制作用，須和抗菌藥物同時應用，以免感染擴散，一般用 1～2 次。

7. 丙種球蛋白 6ml，肌肉注射，每週 1～2 次，以增加人體抵抗力。

8. 有糖尿病者積極治療糖尿病。

護理預防

1. 注意保暖、通風、空氣清新。

2. 臥床休息，給予營養豐富和易於消化的食物，宜清淡流食或半流食，忌辛辣、葷腥食物。

3. 壯熱口渴，出汗時，可飲涼開水、西瓜汁或菊花水等。

4. 高熱煩躁，氣急脈數者可用物理降溫，頭部用冰袋，前胸、腋窩以酒精擦拭。

5. 凡生疔瘡，嚴禁捏擠、碰傷。

6. 急腹症、外傷、各種感染應及時找相關的醫師診治。

✳ 第九節　淋巴結核證治

淋巴結結核是由結核桿菌引起的淋巴結慢性感染性疾病。常發生於頸項、腋下、缺盆或腹股溝。初起臨床表現以不痛不紅、互不黏連的結節為主。

結節大小不等，小者稱瘰，大者為癧，故武當道教醫藥稱為「瘰癧」，俗稱「老鼠瘡」，累及胸脅者為「馬刀俠癭」。

病因病機

此病多由於肝氣鬱結，氣鬱化火，灼津為痰，結於頸項等處而發病；或由於肺腎陰虛，陰虛火旺，痰火互阻，循經上升，注駐頸項而發病，往往結聚成核，纍纍如串珠。

辨證要點

1. 多見於兒童和青壯年，病程緩慢。

2. 病位多在頸項、腋下、缺盆及鼠蹊部（腹股溝），

頸項多發於胸鎖乳突肌前後緣。

3. 一般為多個或數個淋巴結腫大，初起呈球形或橢圓形，光滑、活動，質中等硬度，大小不等，有的成串珠狀排列，膚色不變，無疼痛。

4. 病情發展，淋巴結可融合成團塊，有的與皮膚黏連。

5. 團塊繼續增大，膚色漸紅，中央變軟，伴有疼痛，多可成膿。潰後流出稀薄夾乾酪樣膿液。

6. 可有結核病史或結核病接觸史。

7. 多伴有低燒、倦怠、食慾不振、口苦咽乾等症。

8. 紅細胞沉降率增快，結核菌素試驗呈強陽性，病理活檢或結核桿菌基因 PCR 有助診斷。

鑑別診斷

1. 淋巴結炎，瘰癧初起，結節 1～2 枚者，僅從局部病灶看，二者不易鑑別。淋巴結炎常由鄰近組織、器官的炎症誘發，觸之每有疼痛，起病迅速，很少化膿。隨著原發炎症病灶改善，淋巴結炎相對縮小。個別淋巴結可停留在原來大小。

2. 淋巴結轉移癌，淋巴結腫大，質硬，呈進行性發展，常伴人體消瘦、貧血，如樹木失之榮華，故得名失榮。頸淋巴腫大，常繼發鼻、口腔、咽、鎖骨上淋巴結腫大，常繼發肺、胃腸、胰腺或乳房的惡性腫瘤。要警惕隱匿於鼻腔、盆腔內較小的、不易發現的原發灶。因此，對於中、老年人不明原因的淋巴結腫大，尤應重視，以求活

組織檢查明確診斷。

3. 惡性淋巴瘤，多見於男性，臨床以多處淋巴結腫大為特徵，伴有不同程度貧血和不規則發熱，肝脾往往腫大，並很快出現惡病質，必須活體組織檢查予以確診。

施治方法

一、內治法

（一）氣滯痰凝證

【主證】瘰癧初起，頸部或其他表淺部位有數個中等硬度結節，皮色不變，邊界清楚，推之可移，無明顯疼痛，伴胸脅脹滿，不思飲食，舌質淡，舌苔薄白，脈弦滑。

【治則】清肝解鬱，化痰散結。

【方藥】開鬱散加減：柴胡 5g、當歸 15g、赤芍 10g、茯苓 10g、夏枯草 30g、白芥子 10g、香附 10g、川楝子 10g、元胡 10g

（二）陰虛火旺證

【主證】局部結節融合成團塊，腫塊漸大，與皮膚黏連，膚溫增高，皮色暗紅，午後潮熱，盜汗，口苦咽乾，精神倦怠，胸脅脹痛，舌紅，少苔，脈細數。

【治則】清肝抑火，散結消腫。

【方藥】柴胡清肝湯加減：柴胡 5g、當歸 10g、知母 10g、山梔 10g、夏枯草 30g、皂刺 15g、山慈姑 30g、王不留行 10g、玄參 15g。

（三）氣血兩虛證

【主證】膿腫破潰，創口不癒，膿出清稀，夾有敗絮

狀物，形體羸瘦，疲乏無力，面色無華，舌質淡，舌苔薄白，脈細。

【治則】氣血雙補，調和營衛。

【方藥】香貝養營湯和八珍湯加減：生黃蓍 20g、黃精 15g、當歸 12g、益母草 30g、何首烏 10g、熟地 10g、白朮 10g、茯苓 10g、炙甘草 10g。

二、武當道教醫藥治淋巴結核秘方

【方 1】土茯苓 500g、二花 250g、甘草 250g、荊芥 60g、防風 60g。

【用法】上藥加水 5kg，慢火煎煮 1.5kg，加黑砂糖 250g，分 6 次，二日內服完。

【功用】此方適用於淋巴結核尚未潰破，而疼痛較重者，6 天為一個療程。

【方 2】夏枯草 200g、貓爪草 100g、蒲公英 200g、黑玄參 50g、海藻 50g、神麴 40g、紅花 20g、全蟲 20g、僵蟲 20g、蜈蚣 10 條、桃仁 20g、川貝 20g、香附子 20g、黃蓍 50g、山甲 30g、黃連 30g。

【用法】先將夏枯草、蒲公英、黑玄參熬成濃汁，其他藥共研為細末，與濃汁拌勻曬乾，再研細麵煉蜜為丸，每丸含藥麵 5g，每次服 1 丸，每日 3 次。

【功用】治淋巴結核，反覆發作，久治不癒者。

三、外用藥療法

1. 無紅腫時外敷沖和膏或陽和解凝膏。

2. 紅腫時外敷金黃膏、藤黃膏。

3. 潰後創面乾淨時，用生肌玉紅膏。

四、單驗方療法

1. 豬膽汁煉膏外用。

2. 夏枯草熬膏外用。

3. 潰瘍後，用守宮粉外撒敷。

4. 瘡口小或有竇道形成時，可用焙乾守宮尾置入，脫腐生肌，再用拔火罐法吸出膿液及壞死組織。

5. 拔核法：

瘰癧日久不消，核小而表淺，體質尚好，用白降丹粉與糯米飯搗和，捏成黃豆大小片狀，貼敷核表面，外蓋貼太乙膏，每隔 3 日換藥 1 次，2～3 次可將核拔出。

五、針灸療法

1.體針：

項部瘰癧：翳風、天井、足臨泣；頸部瘰癧：臂臑、足三里、大迎；腋下瘰癧：肩井、少海、陽輔；毫針刺，用瀉法。

2.灸治：

【取穴】百勞、天井；肘尖、瘰癧局部。

【方法】每次一組，輪流施灸。每穴 5～7 壯，用小艾炷直接灸，瘰癧局部可隔蒜灸。

3.火針：

瘰癧局部消毒麻醉後，以直徑 1mm 以下鋼絲在酒精燈上燒紅，迅速刺入捏起的瘰癧之核心，留針 1 分鐘。

每個瘰癧刺 2～3 針，每週 2 次，形成潰瘍者，可按常規換藥處理。深部瘰癧不宜施術。

4.挑治：

肩胛下方、脊柱兩旁尋找結核點（結核點略高隆皮膚，色紅，壓之退色），消毒後，持三棱針快速而準確挑割，使之出血。

5.截根術：

適應瘰癧未潰者，常取肺俞、肝俞、膽俞、腎俞，局部消毒，持三棱針直刺入皮膚後，緩慢深入，直達骶棘肌肌膜，此時有明顯抵抗感，再用三棱針尖部上下滑動數次，患者有明顯的酸、麻、脹、痛感，可拔針。

對側俞穴同法施術，術後針眼蓋無菌敷料。每週 2 次，20 次為 1 療程。

6.黃金針療法：

取 18K 黃金粗針，在肘尖常規皮膚消毒，將金針刺入皮下，沿大腸經所循行路線，由皮下直刺到臂臑穴，留針 1～3 小時，每天 1 次，6 次為一個療程，間隔 3 天再行下個療程。

六、物理療法

瘰癧未成膿時，經細針橫行貫穿瘰癧，然後通電加溫，5 天 1 次，5 次為 1 療程。

七、手術療法

經病理證實為淋巴結核，可作病灶切除術。對膿腫型和潰破型淋巴結核，可在局麻下行病灶清創術，刮除壞死組織，消滅死腔，沖洗 後行全層一期縫合。創口大者可置放引流。

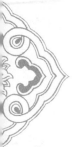

八、抗結核療法

單純淋巴結核一般主張同樣採用抗結核藥物治療，常用藥物為異煙肼、鏈黴素、利福平等。

護理預防

1. 注意休息，勞逸結合，保持心情舒暢。

2. 加強食療，增加營養，多食含維生素、含鈣較多的食品。

3. 加強體育鍛鍊，增強體質，增強身體的抗病能力。

4. 增加醫學知識，及早進行結核病防治。

5. 忌食酸辣、魚腥發物。

✳ 第十節　化膿性腮腺炎證治

此病武當道教醫藥稱為「痄腮」，由化膿性細菌侵入腮腺而致，是發於頜面頤部的急性化膿性炎症，武當道教醫藥又稱「發頤」，雖名曰發，實屬癰證範疇，也稱「汗毒」。

病因病機

武當道教醫藥認為，該病多由外感傷寒或熱病之後，津液耗傷，氣陰不足，加上汗出不暢，餘邪毒不能外達，結聚於頤頜之間而發。

臨床症狀

1. 發病急驟，發病前多有某些急性熱病史。

2. 多見中老年人，一般單側單發，偶有雙側同時發病

者。

3. 初起腮腺部紅腫、脹痛，逐漸增大延及耳前後，成膿後則持續性劇烈跳痛。腮腺內口紅腫，唾液分泌減少，手壓腺體或導管，有混濁的膿性物溢出。

4. 常伴有張口困難、面癱及高熱、口渴、大便秘結等。

5. 膿成不易潰出，或可自外耳道潰出，或可自面頰穿出，形成經久不癒的腮腺外瘻。

6. 白細胞總數及中性粒細胞數明顯增高。

7. 成膿期行穿刺抽吸檢查，可明確診斷。

鑑別診斷

本病可與流行性腮腺炎及頜下淋巴結炎相鑑別。

一、流行性腮腺炎

俗稱痄腮，雖發頤頜之間，但多為雙側性，色白漫腫，痠痛，一般不化膿，發病前有接觸史。多發於未患過本病的兒童或成年人。

二、頜下淋巴結炎

多數繼發於其他化膿性感染病灶。早期淋巴結腫大，疼痛和壓痛，但淋巴結可移動。一般多個淋巴結同期增大，比較容易區別。

施治方法

一、內治法

（一）熱毒蘊結證

【主證】頤頜之間疼痛，輕微腫脹，張口不利，檢視

腮腺開口常現紅腫，壓迫局部有黏附液分泌，伴輕度發熱，口渴納呆，舌質紅，舌苔薄黃，脈浮數。

【治則】疏風、清熱、解毒。

【方藥】仙方活命飲加減：金銀花 20g、赤芍 10g、白芷 10g、當歸 10g、貝母 10g、花粉 15g、皂刺 10g、柴胡 10g、甘草 10g。

（二）毒盛釀膿證

【主證】腮腺開口處腫脹漸增，疼痛加劇或有跳痛感，觸痛明顯，膚色焮紅灼熱，張口困難，腫勢可波及同側眼瞼水腫，時有膿汁自腮腺開口自動流出，口臭異常，高熱，口渴，小便短赤，舌質紅，舌苔黃膩，脈弦數。

【治則】清熱解毒，托毒透膿。

【方藥】托裏透膿散加減：生黃蓍 20g、山甲 15g、當歸 10g、生地 10g、赤芍 10g、知母 10g、黃芩 10g、川芎 10g、製乳沒各 10g。

（三）熱毒內陷證

【主證】頤頷部腫脹、疼痛、焮紅灼熱，腫勢蔓延至咽部，痰湧氣粗，湯水難嚥，壯熱口渴，煩躁不安，甚至神昏譫語，舌質紅絳，苔少而乾，脈細數。

【治則】益氣解毒，洩熱護陰。

【方藥】清營湯加減：生地 15g、玄參 10g、銀花 10g、黃連 4g、麥冬 10g、丹參 20g、紅藤 20g、生黃蓍 15g、皂刺 10g、連翹 10g、竹葉 10g。

（四）餘毒未清證

【主證】病程較長，腮腺開口處常溢出或擠壓出膿性

分泌物，張口時頤頜部疼痛、明顯壓痛，疼痛部位可觸及條索狀物，口臭，舌質暗紅，舌苔薄黃或膩，脈弦滑。

【治則】益氣養陰，清胃瀉火。

【方藥】清胃散與清心蓮子飲加減：生黃蓍 25g、麥門冬 10g、黃芩 10g、丹皮 10g、生地 10g、當歸 10g、茯苓 10g、白朮 10g、升麻 10g、蓮子心 6g。

二、外治法

1. 初起：外用金黃散塗敷，或金黃散摻入仙人掌泥外敷。

2. 紫金錠加大黃粉調塗。

3. 口腔黏膜潰膿者，可用淡鹽水或醫用漱口水漱口，再用雙料喉風散噴塗患處。

4. 潰後：用九一丹、八二丹藥捻引流。

三、單驗方療法

1. 鮮蒲公英、鮮馬齒莧、鮮蘆薈任意一種搗爛外敷。

2. 蔥白、朴硝合搗成糊外敷。

3. 白芷、天麻、防風、荊芥各 3g，陳酒煎服。

4. 鮮七葉一枝花 10g、朴硝 10g，共搗爛外敷患處。

四、手術療法

頤頜膿腫已成未潰，應立即切開排膿，防止損傷面神經，同時避免向外耳道及口腔外自潰。

護理預防

1. 保持口腔清潔，堅持淡鹽水漱口。

2. 宜進清淡低渣半流食。

3. 避免食辛辣、酸性刺激之品，以免增加腮腺分泌而引起疼痛。

※ 第十一節　網狀淋巴管炎證治

網狀淋巴管炎是 β 溶血性鏈球菌從皮膚、黏膜微小損傷處侵犯皮內網狀淋巴管所致的炎症。病程發展蔓延很快，但一般不化膿，也極少有組織壞死。武當道教醫藥稱丹毒，因發病部位不同又有「抱頭火丹」「流火」「游火」「腿游風」「赤游丹」之稱。

病因病機

中醫認為本病是血分有熱，火毒侵襲，火毒與血熱搏結，蘊阻肌膚，不得外洩而發，或因抓傷、蟲咬、針刺、足濕癬等使肌膚受損，毒邪乘虛而入所致。

臨床症狀

1. 多數發於下肢，其次為頭面部，新生兒丹毒常為游走性。

2. 起病急驟，常先有惡寒，繼之高熱，隨之出現局灶性疼痛與片狀紅斑。

3. 病灶處膚色鮮紅，如同塗丹，界限清楚，稍有隆起。壓之退色，抬手即復。紅腫向四周迅速蔓延時，中央紅色較淡，脫屑後顏色轉為棕黃色，紅腫區灼痛，可有水皰，很少化膿。

4. 同側肢體或病灶附近淋巴結腫大。

5. 多有皮膚、黏膜破損或腳癬病史。

6. 血白細胞增多，嗜中性粒細胞增多。

鑑別診斷

一、急性蜂窩織炎（癰）

病灶表現紅、腫、熱、痛，但紅色較暗，無明顯界限。中央的顏色較周圍為深。

可出現捻發音，中央區域容易發生壞死，液化後形成膿腫。疼痛較劇烈，全身症狀較重。

二、接觸性皮炎

多見於面、頸、四肢等暴露部位，皮損有紅斑、水腫、丘疹、水疱、糜爛、潰瘍或壞死等多類型皮疹，不同程度的灼熱感和瘙癢。有接觸致敏物質或刺激性物質的病史，除去病因，經適當治療，皮損很快治癒。

施治方法

一、內治法

（一）風熱毒蘊證

【主證】多發於頭面，紅腫如雲片，漸延及顏面，焮赤腫痛，頭大如斗，眼瞼腫脹難睜，重者咽喉梗塞，口角流涎，壯熱氣急，口乾唇燥，舌質紅，舌苔薄黃，脈浮數。

【治則】散風、清熱、解毒。

【方藥】普濟消毒飲加減：板藍根 15g、金銀花 20g、連翹 10g、赤芍 10g、丹皮 15g、生山梔 10g、黃芩 10g，黃連 4g、野菊花 15g、牛蒡子 10g、薄荷 10g、防風 6g。

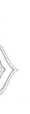

（二）濕熱毒蘊證

【主證】發於下肢或脅下腰胯，除發熱症狀外，局部嫩紅腫痛，痛如火燎，表面光亮，與周圍組組界限清楚，可發生水疱或紫斑，伴口苦咽乾或足濕氣，足潰爛，舌質紅，舌苔黃膩，脈洪數。

【治則】清熱利濕，活血解毒。

【方藥】龍膽瀉肝湯加減：龍膽草 10g、梔子 10g、黃芩 10g、土茯苓 30g、生薏仁 30g、當歸 10g、赤芍 10g、蚤休 15g，生甘草 10g。

（三）胎火蘊毒證

【主證】發於新生兒丹毒。常見由臍內始發，亦見臀部，局部紅腫，灼熱，並有壯熱煩躁，還可游遍全身。

【治則】涼血、清熱、解毒。

【方藥】清熱涼血湯合黃連解毒湯：鮮生地 15g、地丁 10g、丹皮 10g、羚羊角粉 1g、赤芍 10g、黃連 4g、黃芩 10g、銀花 20g、連翹 10g。

二、小腿丹毒秘方

【方藥】牛膝 15g、板藍根 30g、黃柏 10g、蒼朮 10g、大青葉 15g、生甘草 10g。

【用法】水煎服，每日 1 劑，3 劑為一個療程。

【功用】小腿丹毒反覆發作，紅腫疼痛（應避免腳外傷）。

三、外治法

1.初起：外用金黃膏、玉露散外敷。

2.鮮馬齒莧、鮮大青葉、仙人掌（去皮、刺），搗爛

濕敷。

四、單驗方療法

白海蜇皮洗淨貼敷，三四貼可癒。

五、針灸療法

1.體針：

取穴合谷、曲池、足三里、血海、委中、陽陵泉、解谿、阿是穴。用瀉法，毫針刺。

2.耳針：

取穴神門、腎上腺、皮質下。毫針刺，或壓豆療法。

3.砭鐮法：

消毒治療部位，三棱針淺砭皮膚出血，洩其熱毒。如下肢丹毒，可在委中穴針刺放血。

護理預防

1. 食宜清淡，多飲開水，忌油膩、辛辣、葷腥發物。

2. 臥床休息，抬高患肢。

3. 積極治療足癬及皮膚、黏膜破損。

4. 外敷散劑，保持適當濕度。

5. 反覆發作的丹毒宜採用中西醫結合治療方法，防止形成大腳瘋（象皮腿）。

6. 注意床邊隔離，防止接觸性傳染。

✳ 第十二節　臍窩炎證治

指臍部急性化膿性炎症。現代醫學認為，本病多繼發於臍部先天性畸形，如卵黃管殘留症、臍尿管閉鎖不全

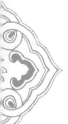

等。相當武當道教醫藥的「臍癰」。

病因病機

臍癰總由火毒引起，多由正氣虛弱，拒邪無力，心脾濕熱火毒結於肌膚，或火毒內生，透腸潰膜，流入臍中，以致血凝毒滯而成。

辨證要點

1. 初起臍孔常有黏液、瘙癢，或有濕疹病史。

2. 臍窩疼痛，漸漸腫大外突，皮色或白或紅，根盤較大，觸痛明顯。

3. 釀膿時可伴有發熱、惡寒、頭身疼痛。

4. 潰膿時臭穢難聞，深部有較硬索條硬結，可夾有尿液或糞汁排出。

5. 潰膿處可自行收口，往往經年復發。

6. X 光片，經瘻口處注入造影劑可明確診斷。

鑑別診斷

一、臍周圍濕疹（臍風）

臍中腫不痛，潮紅濕潤，或泛紅丘疹，或濕爛流水，瘙癢無度。

二、臍旁癤腫

疼痛、紅腫，很快中央有膿頭、易膿、易潰、易斂，仔細分辨不在臍中。

三、腸 瘻

臍部瘡口有腸液、氣體，糞便外溢，一般有腹腔手術，或腹部創傷，或嚴重腹腔內炎症病史，感染後由臍部穿孔。

四、卵黃管殘留症

可於臍中形成竇道或瘻管，開口處可見黏膜，形成瘻管時，可與小腸相通，經常排出黏液，或夾有糞汁。

五、臍尿管閉合不全

臍尿管閉合不全，臍中瘻口間歇排出尿液，開口處常有紅色黏膜，造影可示瘻口通於膀胱。

施治方法

一、內治法

（一）熱毒證

【主證】臍窩高突腫脹，皮色不變或微紅，觸之疼痛，潰後膿出黃稠，壯熱口渴，舌質紅，舌苔薄黃，脈弦數。

【治則】清熱解毒，活血消腫。

【方藥】黃連解毒湯加減：黃連 4g、山梔 10g，黃柏 10g、蒲公英 30g、皂刺 10g、澤瀉 10g、赤芍 15g、紅藤 20g、木通 10g。

（二）濕熱證

【主證】潰後膿出不暢，瘡口不鮮，久不收口，或膿出臭穢，夾有糞汁、尿液，舌淡紅，舌苔黃或白，脈細數。

【治則】益氣透毒，利濕洩熱。

【方藥】萆薢滲濕湯加減：萆薢 20g、茯苓 30g、生黃耆 15g、當歸 10g、白朮 10g、生薏仁 30g、蚤休 10g、黃柏 10g、敗醬草 20g。

二、外治法

1. 初起：用金黃膏、玉露散外敷。

2. 潰後：九一丹、獨一丹捻引流，外敷蓋生肌散或生肌玉紅膏。

三、單驗方療法

1. 潮紅濕潤，流溢黃水時，瘡面撒三黃散或青黛散。

2. 未成膿時可用鮮蒲公英、鮮地丁搗爛濕敷。

四、手術療法

1. 成膿：切開引流。

2. 竇道或瘻管：採取瘻管切除術及臍修補術。

3. 腸瘻：行腸修補術。

五、其他療法

1. 脫管療法：瘻管形成後，可用紅升丹、白降丹藥線腐蝕，使瘻管脫出。

2. 感染嚴重者，可選用抗生素。

護理預防

1. 保持臍部清潔，避免用手摳挖或抓弄臍窩。

2. 臍部有先天畸形或臍癰反覆發作，應予以手術治療

3. 臍痛忌擠壓。

4. 忌食辛辣、葷腥食品，飲食宜清淡。

5. 腸瘻宜少渣食物。

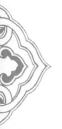

✳ 第十三節　手足部化膿性感染證治

手足部急性化膿性感染包括甲溝炎、甲下膿腫、化膿性指頭炎及化膿性腱鞘炎等，多緣於手足部皮膚破損，致病菌沿破損之處侵入致病。手足部急性化膿性感染形雖小卻根深，發作凶險，可爛至筋骨，易擴散而走黃，故統稱手足部疔瘡或瘡疽。可概括為武當道教醫藥的「瘰疽」「蛇瘴」「掌心毒」等範疇之內。

由於發病部位和形態的不同，而有「甲疔」「蛇眼疔」「沿爪疔」屬現代醫學的甲溝炎，「蛇肚疔」「魚肚疔」「蛇腹疔」屬現代醫學的化膿性指頭炎，「泥鰍疔」「蛀蟲疔」屬西醫的化膿性腱鞘炎，「手丫疔」「托盤疔」「擘蟹毒」屬西醫的急性手掌筋膜間隙感染，「足心發」「湧泉疽」「痛穿板」屬西醫的足底化膿性感染。

還有「代指」「代甲」「天蛇毒」「螺疔」「沿目疔」「蛇背疔」「虎口疔」「合谷疽」等諸多之稱。因治療無明顯差異，合併論述。

病因病機

多由外傷染毒，火毒深陷，阻於經絡，或氣血凝滯，火毒鬱結，凝聚肌膚，化腐釀膿而成。

辨證要點

1. 手足部外傷史，常有植物、動物骨、金屬尖等尖狀物刺入傷或擠壓、撕裂、修剪、咬切等外來傷害。

2. 初起時局部麻癢而痛，繼則刺痛、焮熱腫脹，活動受限。

3. 繼續腫脹則出現劇烈跳痛，尤以下垂時加劇，皮光中軟，化腐釀膿，疼痛難眠。

4. 嚴重者伴惡寒發熱、頭痛、全身不適等。

5. 化膿後，若不及時治療，膿腋可沿肌腱鞘隙擴散，加劇病情。

6. 鑑別有無膿液，可採取透光試驗法，將手電筒放置在被檢手指下面，緊貼指腹向上照射，成膿時，指內有深黑色陰影，無膿則鮮紅透亮。

7. 疑有指骨感染，X 光片可提供診斷。

8. 血白細胞增高，中性粒細胞增高。

鑑別診斷

1. 指關節結核（蜈螂蛀）多生於指中節，初起不紅、不熱、不痛，逐漸腫堅，形如蟬腹。歷經數月或數年始腐潰，X 光片可明確診斷。

2. 急性化膿性骨髓炎（附骨疽）多起病急，高熱寒戰，疼痛徹骨，化腐成膿，膿初稠而後稀薄，日久瘡口形成竇道，不易癒合。X 光片可提供診斷。

施治方法

一、內治法

（一）火毒凝結證

【主證】相當於手足疔瘡的初期，局部無頭，麻木作

癢，繼則腫脹，瘡形紅活，伴全身發熱，口渴咽乾，舌質紅，舌苔薄黃，脈弦數。

【治則】清熱解毒，消腫止痛。

【方藥】五味消毒飲加減：地丁 15g、菊花 15g、銀花 20g、山梔 12g、蚤休 10g、赤芍 15g、生地 10g、丹皮 10g、紫草 20g。

（二）熱盛肉腐證

【主證】相當手足疔瘡成膿期，局部紅腫熱痛，脹痛或劇烈跳痛，中軟應指，功能受限，惡寒發熱，食少納呆，大便乾，小便黃，舌質紅，舌苔黃膩或黃燥，脈弦滑或滑數。

【治則】解毒透膿。

【方藥】透膿散加減：當歸 10g、生炙菁各 20g、穿山甲 10g、皂刺 10g、蚤休 10g、赤芍 10g、製乳沒各 10g、元胡 10g、生甘草 10g。

二、外治法

1. 初起紅腫明顯時，外塗金黃膏消散，或鮮蒲公英、鮮地丁搗爛外敷。

2. 膿出不暢時，要用九一丹藥捻脫膿祛腐。

3. 鮮七葉一枝花、朴硝等量搗爛外敷患處。

三、單驗方療法

1. 10%黃柏溶液濕敷，或玉露膏摻八二丹外敷。

2. 紫金錠或六神丸研末，冷茶水調敷。

四、手術療法

1. 成膿後，須即刻切開排膿。

2. 單純甲下積膿，可用火針開窗。

【方法】火針，燒紅，在積膿的指甲上燒洞 1～2 個，減壓膿出，稍按壓使膿液流盡。再用 10%黃柏液或三黃洗劑浸泡。

3. 引流不暢者應切除部分指甲，指甲潰空者需拔除整個指甲。

4. 化膿性指頭炎應沿指側縱行切開，必要時對側切開，切口應足夠大，使兩側溝通，做對口引流。

5. 因嵌甲而致反覆發作的甲溝炎，應切除部分指甲，並切除部分甲床及甲母，以絕後患。

6. 有死骨形成者宜切開取出死骨，外用生肌祛腐散。

護理預防

1. 加強勞動保護意識，防止手足部損傷。

2. 修剪指甲不宜過短，嵌甲者溫水泡洗後再進行修剪。

3. 成膿後，不得自行擠壓。

4. 切開後應相對固定，要利於引流，忌持重物或劇烈活動。

✳ 第十四節　氣癭證治

武當道教醫藥的「氣癭」病，俗稱「大脖子」。武當地區有個別村莊為此病的高發區，現在國家採用鹽中加碘，這些地區這種病有所控制。現代醫學稱此病為「單純性甲狀腺腫」。

病因病機

多因情志不暢，肝氣鬱結，或因感受僻山惡水，疫癘之氣，或因腎氣虧虛，生長不濟，形成氣癭。

辨證要點

1. 好發青春期，女性略高於男性。

2. 頸前部呈瀰漫性腫大，皮色不變，按之柔軟，無疼痛感，隨吞嚥動作上下移動。

3. 多流行於偏遠山區或碘缺乏區域。

4. 甲狀腺腫可壓迫鄰近器官而產生症狀。

（1）壓迫氣管，使氣管偏移、彎曲、扁平，而影響呼吸，劇烈運動時感到氣促。

（2）壓迫食管可引起吞嚥困難。

（3）壓迫喉返神經會出現聲音嘶啞。

（4）胸廓上口或胸骨後的巨大甲狀腺，可壓迫頸部大靜脈，影響血液回流，使頭面部浮腫或青紫。

（5）超音波、放射性碘試驗以及掃瞄等方法可以確定診斷。

鑑別診斷

一、甲亢

除瀰漫甲狀腺表現外，有心血管系統、消化系統、內分泌系統以及神經系統等症狀。

二、橋本氏病

稱作自發免疫性甲狀腺炎，又稱慢性淋巴性甲狀腺炎、淋巴甲狀腺腫。

臨床與單純性甲狀腺腫無明顯異樣，單純依靠物理檢查診斷有一定困難，其治療不宜外科手術，因此早期診斷意義重大。臨床上對質地堅韌，有彈性如橡皮樣改變者，應考慮針吸活體組織檢查以協助診斷。

三、血管瘤

頸前海綿狀血管瘤生長緩慢，觸之柔軟，無壓痛。一般海綿狀血管瘤自幼年始見，多有壓縮性或外觀顏色變化，針吸抽出易凝血液，多普勒超聲檢查可提示診斷。

根據病史、體格檢查、化驗、放射學檢查、同位素檢查、超音波、多普勒超聲檢查等臨床資料進行綜合分析，必要時配合病理學檢查，一般不難作出正確的診斷。

施治方法

一、內治法

（一）肝氣鬱結證

【主證】素日情志不暢，鬱悶不舒，頸部呈瀰漫性腫大，女子月經不調，舌質淡紅，舌苔薄白或薄黃，脈弦滑。

【治則】疏肝理氣，解鬱消腫。

【方藥】四海舒鬱丸與逍遙散加減：柴胡 5g、木香 10g、海藻 30g、昆布 30g、海蛤 10g、夏枯草 15g、赤白芍各 10g、香附 10g、八月札 15g。

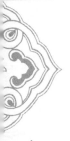

（二）脾虛痰凝證

【主證】平素脾虛，消瘦無力，精神疲憊，四肢痿軟，頸前結塊，按之腫硬，大便溏，小便清，舌淡苔薄白，脈滑。

【治則】健脾化痰，軟堅散結。

【方藥】海藻玉壺湯加減：海藻 30g、昆布 30g、夏枯草 30g、半夏 10g、茯苓 10g、白朮 10g、貝母 10g、山慈姑 20g、莪朮 10g。

（三）腎氣虧虛證

【主證】頸前瀰漫性腫大，柔軟無痛，伴有乏力疲倦，面目浮腫，表情遲鈍，記憶力下降，舌淡苔少，脈濡細。

【治則】益氣補腎，軟堅散結。

【方藥】陽和湯與四海舒鬱湯加味：海藻 30g、海螵蛸 15g、昆布 15g、海蛤 10g、補骨脂 15g、益智仁 15g、白芥子 15g、當歸 10g、杜仲 10g、肉桂 5g、鹿角膠 10g。

二、外治法

1.局部沖和膏、豬苦膽膏外敷。

2.丁香、肉桂等量研末，麻油調敷。

三、單驗方療法

1.夏枯草煎膏常服。

2.柳葉煎汁常服。

四、針灸療法

1.耳針療法：

取穴甲狀腺、內分泌，壓豆或埋針治療。

2.體針療法取穴氣癭、合谷，於氣癭穴左右各 2 針，

使針尖自腺體左右緣分別斜向腫塊中心。合谷可取強刺激。

五、手術療法

應有手術適應症：

1. 對藥物長期治療無效的甲狀腺伴明顯壓迫症狀者。

2. 已證實甲狀腺惡變者。

3. 甲狀腺伴甲亢者。

手術方式多採用甲狀腺次全切除術，一般不宜切除過廣。但下列情況不宜手術：

1. 瀰漫性甲狀腺腫，無明顯合併症者。

2. 兒童和青春期甲狀腺腫，包括結節型和混合型在內。

3. 妊娠期甲狀腺腫。

4. 伴有嚴重慢性病，如動脈硬化、高血壓、糖尿病等高危病人。

5. 甲亢症狀未能控制者。

護理預防

1. 地方性甲狀腺腫主要以預防為主，對流行區域應提倡食用含碘食鹽。

2. 保持心情舒暢，注意調情養志，避免氣怒。

3. 青春期甲狀腺腫加強食用含碘食物。

※ 第十五節　甲狀腺瘤證治

甲狀腺瘤係源於甲狀腺濾泡上皮的良性腫瘤，其中包

括囊性腺瘤，是外科頸部常見病，相當於武當道教醫藥的「肉瘿」。

病因病機

多因憂思鬱怒，肝失調達，脾失健運，痰濕內生，痰濁凝聚而成。

辨證要點

1. 頸前單個或多個圓形或橢圓形腫塊，質地堅韌，立體感強，表面光滑，邊界清楚，活動度大。

2. 發病年齡 20～40 歲之間，女性多於男性。

3. 腫塊表面皮色不變，一般無症狀，進展緩慢，隨吞嚥動作上下移動。

4. 囊性變時較腺瘤腫硬，若囊內出血，腫塊可在短時間內迅速增大，伴脹痛等不適症狀，大出血時可出現呼吸困難。

5. 超音波提示甲狀腺形態及瘤體大小，並可準確判斷囊實性病變。

6. 甲狀腺掃瞄可顯示甲狀腺及腫塊輪廓，腺瘤常顯示溫結節，囊腺瘤則顯示冷結節。

鑑別診斷

一、甲狀舌骨囊腫

常呈單個圓形或橢圓形腫塊，多見於青少年，質地硬韌。鑑別點在於甲狀舌骨囊腫多在甲狀軟骨上方，比甲狀

腺瘤位置稍高。作伸舌試驗時，該腫塊隨之活動。超音波或掃瞄可協助鑑別。

二、甲狀腺癌

與甲狀腺瘤在理論上是可以鑑別的，由於甲狀腺癌有多種不同類型和生物學特性，其臨床表現因此也各不相同。凡發現孤立性甲狀腺結節，堅硬而不平整，伴淋巴結腫大者，應先疑有甲狀腺癌的可能。

施治方法

一、內治法

（一）氣滯痰凝證

【主證】頸前腫塊，光滑無痛，隨吞嚥上下移動，皮色如常，可伴有胸悶不舒或呼吸不暢或吞嚥不利，舌質淡，苔薄苔膩，脈弦細或滑。

【治則】開鬱化痰，軟堅散結。

【方藥】海藻玉壺湯加減：海藻 15g、貝母 12g、陳皮 10g、半夏 10g、白芍 10g、昆布 15g、山甲 10g、牡蠣 30g、夏枯草 20g。

（二）氣陰兩虛證

【主證】頸前腫塊，皮色不變，光滑柔韌，隨吞嚥活動上下移動，伴有神疲乏力，面色無華，頭暈自汗，心悸失眠，月事不調，舌淡，少苔或薄苔，脈弦細或細弱。

【治則】補益氣血，固本祛聚。

【方藥】八珍湯加減：黨參 15g、茯苓 20g、當歸 10g、莪朮 15g、熟地 15g、山藥 30g、海藻 15g、昆布

15g、夏枯草 15g、山慈姑 30g。

二、外治法

1.陽和解凝膏摻丁桂散貼敷。

2.豬苦膽膏外塗。

3.武當疙瘩膏外敷。

三、針灸療法

1.局部用針斜刺腺瘤中央。

2.耳針療法：取穴甲狀腺、內分泌，壓豆或埋針。

3.取定喘穴針刺，可配合耳針療法。

四、手術療法

該病由於有 20%～25%可繼發為甲狀腺功能亢進，5%～20%可發生惡性變而成為甲狀腺癌，原則上應早期手術切除。一般主張患側葉甲狀腺大部切除（次全切除）術，不主張作單純腫瘤摘除。其原因有二：

1. 腺瘤與甲狀腺癌早期難以區別，單純腫瘤摘除後導致癌變或復發，再次手術困難，失去根治機會。

2. 約 1/4 的腺瘤病人為多發性，單純腺瘤摘除後，遺留下較小的腺瘤，日後再發，再次手術困難。

五、其他療法

1. 腺瘤囊性變：

可用注射器抽吸囊內容物，而後使用硬化劑或碘酊反覆沖洗，再注入強的松龍，促其萎縮。

2. 囊腺瘤囊內出血，甲狀腺迅速增大，多為囊內出血，一般能自行緩解，不緩解者，可積極採取冷敷辦法，很少出現壓迫症狀。

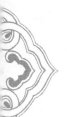

護理預防

1. 保持良好的心態，避免情緒激動。
2. 注意飲食調配，經常食用海帶、紫菜等海洋食品。
3. 鍛鍊身體，增強抗病能力。

✳ 第十六節　甲狀腺癌證治

甲狀腺癌為頸部惡性腫瘤，相當於武當道教醫藥的「石癭」，是癭病最難治的一種。

病因病機

其發病多緣正氣不足，加之水土不和，情志不遂，致肝脾氣逆，情志內傷，導致氣鬱，痰濕、瘀血凝滯而成，亦可因肉癭日久轉化而來。

辨證要點

1. 有甲狀腺腫病史，短期內迅速增長或近期無意發現頸前腫塊，質地堅硬如石，表面不光滑，推之活動度差或推之不移動。一般為孤立性腫塊。
2. 吞嚥活動時腫塊活動受限或牽拉皮膚，或見局部皮膚青筋顯露。
3. 進行性聲音嘶啞，吞嚥障礙，呼吸困難。
4. 伴頸部淋巴結腫大，經抗感染、抗結核治療，淋巴結不縮小。
5. 甲狀腺掃瞄顯示冷結節，癌變可能性大。

6. 乳頭狀甲狀腺瘤常呈囊性狀，多發於 40 歲以下女性。

7. 髓樣癌可伴長期無膿血便的腹瀉，或伴面部潮紅，或多發性黏膜神經瘤，嗜鉻細胞瘤等，或其他內分泌腺的增生。往往呈家族性。

8. 未分化癌常見於老年男性。

9. 超音波、CT 可檢查囊實性狀及瘤體生長狀況。

10. 針吸活體組織檢查可行細胞學分類，一般在術前進行，不宜間隔時間過長。

鑑別診斷

甲狀腺癌主要與甲狀腺良性腫瘤鑑別，以及和甲狀腺癌本身不同病理類型，不同臨床表現進行鑑別。

一般來說，分化良好的甲狀腺癌發展緩慢，尤其是乳頭狀癌，可多年緩慢生長而無任何症狀，有的原發病灶很小，而頸部淋巴結轉移灶卻很大。

也有甲狀腺癌與多發性甲狀腺結節同時存在，多數無症狀，而其中有一結節或腫塊近期迅速增大或發生轉移。

還有的患者長期結節性甲狀腺腫卻無不適，到後期出現淋巴轉移、病理性骨折、聲音嘶啞、呼吸障礙、吞嚥困難或霍納氏綜合徵才引起注意。

正是由於甲狀腺癌不同病理類型和生物學特性，甲狀腺良惡性腫瘤不易鑑別，因此早期診斷尤為重要。

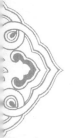

施治方法

一、內治法

（一）氣滯痰凝證

【主證】頸前腫塊堅硬，吞嚥時頸部發憋，偶有胸悶，噯氣則舒，或有頸兩側瘰癧叢生，舌質淡、苔薄白，脈弦滑。

【治則】舒氣開鬱，化痰散結。

【方藥】海藻玉壺湯加減：海藻 15g、貝母 10g、陳皮 10g、半夏 10g、牡蠣 20g、夏枯草 30g、山慈姑 30g、八月札 10g、香附 10g。

（二）痰毒凝聚證

【主證】頸前腫塊堅硬如石部，表面凹凸不平，與周圍組織黏連，時而發脹作痛，可伴局皮膚青筋顯露，顏面浮腫，聲音嘶啞，頸兩則瘰癧叢生，心悸易驚，神疲乏力，舌淡紅，苔薄黃，脈弦數。

【治則】解毒化痰，消腫散堅。

【方藥】消腫潰堅湯加減：龍膽草 10g、黃藥子 10g、夏枯草 30g、蜂房 30g、赤白芍各 10g、莪朮 15g、土貝母 20g、威靈仙 30g、生甘草 10g。

（三）氣血兩虛證

【主證】頸前腫塊堅硬如石，推之不移，神疲乏力，納呆食少，形體消瘦，呼吸困難，吞嚥障礙，舌質淡，少苔，脈細弱或細數。

【治則】補益氣血，扶正消堅。

第二篇 臨床各論

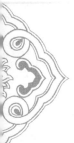
【方藥】活血散堅湯加減：人參 15g、當歸 15g、熟地 10g、茯苓 10g、夏枯草 30g、黃藥子 15g、鹿角膠 15g、山慈姑 30g、川芎 10g。

二、外治法

西黃丸、小金丹調塗腫瘤處。

三、單驗方療法

1. 鮮土大黃根和黃藥子搗爛外敷，或用乾品研末麻油調敷。

2. 黃藥子、夏枯草、海藻各等份，水泛為丸，每日 6g，分 2 次服。

2. 黃藥子、威靈仙、昆布各 15g，水煎服。

四、手術療法

手術是甲狀腺癌首選的治療措施，一經診斷，就應該徹底切除原發癌和轉移病灶。條件允許，術後再進行綜合治療效果更佳。手術原則：

1. 腫瘤侷限一側腺葉，行一側腺葉和峽部切除，無腫大淋巴結不作頸清掃術。

2. 雙葉甲狀腺癌者，行甲狀腺全切。術中應保留後包膜，以防低血鈣。

3. 若同期出現雙側頸淋巴結轉移者，須做改良頸淋巴結清掃術，宜保留胸鎖乳突肌和頸內靜脈。

4. 未分化癌或甲狀腺間質的惡性腫瘤為高度惡性，存活期短，對已侵犯甲狀腺以外組織的腫瘤或有遠處轉移者，則不易手術。

護理預防

1. 保持心情舒暢，注重培養良好的心理素質。

2. 鍛鍊身體，增強體質，提高抗病能力。

3. 患甲狀腺疾病者，定期複查、診斷。

✶第十七節　橋本氏病證治

橋本氏病是自身免疫反應引起的組織損傷性疾病，相當於武當道教醫藥的「氣癭」或「肉癭」。

病因病機

本病之發生，多因情志不暢，憂恚氣結，肝鬱氣滯，脾失健運，以致痰濕內停，痰氣互凝，循經上行，結於喉結之處所致。腎氣虧損，正氣不足之體，尤易患病。

辨證要點

1. 多見於 40 歲以上婦女，男女之比為 1 ∶ 20。

2. 發病緩慢，常無特殊症狀。

3. 甲狀腺呈瀰漫性腫大，一般不對稱，峽部及受累側增大明顯。

4. 甲狀腺硬韌如橡皮樣，與周圍組織無黏連。

5. 逐漸纖維化，甲狀腺可呈多結節狀，但附近淋巴結不腫大。

6. 部分病人早期可出現甲亢症狀，功能檢查無甲亢依據，晚期可表現為甲減。

7. 甲狀腺素替代治療，甲狀腺縮小，硬度減輕。

8. 甲狀腺球蛋白抗體和微粒體抗體陽性。

9. 針吸活組織檢查可協助診斷。

鑑別診斷

一、甲狀腺癌

慢性淋巴細胞性甲狀腺炎與甲狀腺癌，兩者有時相混一起，在癌組織附近時有局灶性甲狀腺炎病變。有報告慢性淋巴細胞性甲狀腺炎確實存在微小癌，其惡性腫瘤發生率為 11.1%，故需慎重作出全面鑑別。

二、變型性慢性淋巴細胞性甲狀腺炎

變型性慢性淋巴細胞性甲狀腺炎如原發性萎縮性甲狀腺炎，不對稱性自身免疫性甲狀腺炎，青少年型淋巴細胞性甲狀腺炎，纖維化型甲狀腺炎和產生 Hashimoto 甲狀腺炎，均有不同程度的纖維化和萎縮，甲狀腺功能低下。產後甲狀腺炎多發生在產後 3～5 個月，多數在幾個月內好轉，而橋本氏病卻可以維持多年不變。

三、其他自身免疫性疾病

同一病人可患甲狀腺炎，還可以生重症肌無力、原發性膽管硬化、紅斑狼瘡、自身免疫性肝病或乾燥綜合徵等，極少數慢性淋巴細胞性甲狀腺炎可雷同 Querain 甲狀腺炎，表現有發熱，頸部疼痛和甲狀腺腫大，甲狀腺抗體陽性，臨床上應嚴密區分。

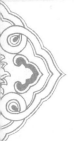

施治方法

一、內治法

（一）肝鬱氣滯證

【主證】頸前漫腫，光滑之結節隨吞嚥上下移動，皮色不變，胸脅脹滿，月事不調，舌質淡紅，舌苔薄白，脈弦滑。

【治則】疏肝理氣，解鬱消腫。

【方藥】四海舒鬱丸和逍遙散加減：柴胡 10g、青木香 15g、赤白芍各 15g、海藻 30g、昆布 30g、海螵蛸 15g、海蛤 15g、夏枯草 15g、當歸 10g、豬茯苓各 15g、八月札 15g。

（二）脾虛痰凝證

【主證】頸前結塊，按之堅硬如橡皮樣，日久不消，隨吞嚥活動上下移動，面目浮腫，精神萎靡，四肢痠軟，舌質淡，舌苔薄白或白膩，脈滑。

【治則】健脾化痰，軟堅散結。

【方藥】海藻玉壺湯與參苓白朮散加減：海藻 30g、昆布 20g、夏枯草 20g、半夏 10g、貝母 10g、山慈姑 30g、茯苓 15g、莪朮 15g、白朮 10g、生甘草 10g。

（三）腎虛痰凝證

【主證】頸部腫塊或軟或硬或呈結節狀，隨吞嚥動作上下移動，面目虛腫，表情遲鈍，皮膚粗糙，記憶力下降，嗜睡疲乏，大便乾燥，小便頻數，舌淡苔薄，脈細緩。

【治則】調補肝腎，化痰散結。

【方藥】腎陽虛方選右歸飲加減：熟地 15g、黃蓍 20g、女貞子 15g、山萸肉 10g、肉桂 5g、蜂房 15g、海藻 15g、貝母 10g、香附 10g、肉蓯蓉 15g、杜仲 10g。

腎陰虛方選左歸飲加減：熟地 15g、山藥 15g、當歸 15g、茯苓 10g、甘草 10g、白芥子 10g、白芍 10g、橘葉 10g、女貞子 10g、菟絲子 15g、夏枯草 15g。

二、外治法

局部採用沖和膏或用丁桂散調塗外敷。

三、針灸療法

1.耳針療法：甲狀腺、內分泌，壓豆或針刺。

2.體針療法：內關、合谷、關元、氣海、足三里、三陰交、脾俞，留針 30 分鐘。

四、西藥療法

1. 甲狀腺素徵從 30～40mg 開始，每日 3 次。1 週後增加 20mg，3～6 個月後腺體縮小，以後給維持量 60～90mg/日。

2. 強的松 30～40mg/日，1 個月後減量，5～10mg/日。

五、手術治療

一般不採用手術治療，以防止發生甲狀腺功能低下。若發生明顯氣管壓迫已證實甲狀腺惡變時可行手術治療，不宜切除過廣，術後一律用甲狀腺製劑以防甲減或復發。

護理預防

1.保持心情舒暢，避免氣怒。

2.經常參加體育鍛鍊，增強防病能力。

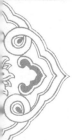

✻第十八節　血栓性淺靜脈炎證治

血栓性淺靜脈炎相當於武當道教醫藥「脈痺」「惡脈」「赤脈」「黃鰍癰」「痃症」等範疇。

病因病機

本病多因濕熱之邪外侵，寒濕凝滯，痰濁瘀阻，脾虛失運，氣虛血瘀等因素，使氣血運行不暢，脈絡滯塞不通，或外傷染毒，或經脈創傷，氣血瘀滯等引發。

辨證要點

1. 病變多發於胸腹壁、四肢及頸部表淺靜脈。

2. 沿病變淺靜脈及周圍組織紅、腫、熱、痛，呈條索狀上下蔓延。

3. 有的可伴全身發熱、惡寒表現。

4. 紅腫熱痛漸消時，病變靜脈皮膚呈現淺褐色色素沉著。

5. 病變靜脈可形成質地較硬的條索。活動時有牽扯感。

6. 局部伸展或牽拉使皮膚繃緊，可見覆蓋於淺靜脈的皮膚出現凹陷，形如溝狀，且伴牽掣痛。

7. 常有外傷、感染、靜脈給藥等病史。

8. 游走性者可見多條靜脈受累，此起彼伏。病變呈片塊狀紅腫，並捫及多結節，呈現多片色素表現。

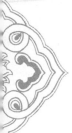

一、下肢丹毒

發病部位以小腿伸側面多見，初起時發熱惡寒，繼則皮膚出現紅斑，色如塗丹，壓之退色，放開後即復原，局部灼熱、疼痛。

紅斑邊緣稍隆起，與正常皮膚分界明顯。與血栓性淺靜脈炎之紅腫熱痛有區別。

二、結節性血管炎

好發下肢，特別是小腿後側，亦可發生於大腿、上肢。病變呈圓形小結節，潮紅色或紫紅色，結節表面有色素表現，有的成線狀排列，多不發生潰瘍。經常反覆發作，有自發痛或壓痛，病變發展慢，病程長。

可侵犯其他器官。本病多發於婦女，常見小腿後側，雖有紅、腫、熱、痛，但無條索表現。

三、結節性動脈周圍炎

多見於中年男性，常見小腿處，沿小動脈分佈的皮下結節，可活動，皮膚色紅，伴疼痛，可發生潰瘍。

容易反覆發作，多伴全身發熱、關節痛以及胃腸、心肺等同時受累。

施治方法

一、內治法

（一）血熱瘀阻證

【主證】沿淺靜脈走行或靜脈曲張團突發出現疼痛，

灼熱、色紅，可觸及硬結或條索狀物，上下游走，肢體活動不利，可伴全身不適，胸悶納差，發熱等症狀，舌質紅，苔黃，脈數。

【治則】清熱涼血，活血通絡。

【方藥】涼血四物湯加減：當歸 15g、川芎 10g、赤芍 10g、生地 15g、茯苓 10g、紅花 10g、五靈脂 10g、地龍 10g、甘草 10g。

（二）瘀阻脈絡證

【主證】淺靜脈走行呈硬條索狀，粗細不等，按之如弦，有不同程度的自發痛、觸痛及牽掣痛，牽拉皮膚兩端出現凹陷狀淺溝，或呈多個硬性結節，皮膚上有淺褐色色素沉著，輕者舌脈變化不大，重者舌質暗紅或有瘀斑，脈多沉澀。

【治則】活血化瘀，行氣通絡。

【方藥】桃紅四物湯加減：熟地 10g、當歸 10g、川芎 10g、桃仁 10g、紅花 10g、地龍 15g、水蛭 6g、山甲 6g、牛膝 10g。

二、外治法

1. 初起：朴硝 100～200g，開水沖溶，薰洗患處，再選用金黃散外敷。

2. 形成條索可選用：活血止痛散，七釐散，茶葉水調敷。

3. 中藥薰洗：桃仁 30g、烏藥 15g、赤芍 30g、水紅花 15g，煎煮後薰洗。

三、單驗方療法

1. 生大黃 500g，紫金錠 10g，加等量麵粉，溫水或稀醋調敷患處。

2. 沖和散與仙人掌（去皮、刺），搗泥外敷。

3. 活血通脈片、活血止痛散口服，可活血、通絡、止痛。

四、針灸療法

局部針灸法：以針淺刺病變脈管兩側，針距 3cm，針柄築艾塔（注意防止艾火燙傷皮膚），隔日 1 次。

五、手術療法

淺靜脈血栓繼續發展或有侵犯深靜脈趨向者，可考慮施以手術，近端結紮受累靜脈，遠端作剝脫術。

六、光量子血液充氧療法

能改善血管壁的狀態，提高機體抗感染能力，興奮免疫系統，改善微循環等，達到治療目的。

護理預防

1. 大運動量開始之前，作好活動前準備。

2. 為減輕疼痛與不適，可適當休息。

3. 忌食高脂、魚腥之物，避免吸菸。

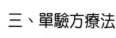 第十九節　深靜脈血栓形成證治

深靜脈血栓形成，係指血液在深層靜脈內不正常凝結、栓塞，導致血液回流受阻的靜脈血管疾患。該病進展快，有可能釀成致命的肺栓塞，臨床必須高度重視。相當

於武當道教醫藥的「股腫」「脈痹」「下肢水腫」。

病因病機

本病多緣濕熱蘊結，痰濁瘀阻，氣虛血瘀等因素，使氣血運行不暢，瘀血阻於陰脈，痹著不通，營血逆行受阻，水津外溢而致。

辨證要點

1. 好發於中老年人。

2. 突然發病，患肢腫脹，疼痛劇烈，皮溫增高。

3. 全身發熱，脈搏增快，膚色暗紅（股紫腫）。或不同程度動脈痙攣，膚色蒼白，厥冷汗出，脈弱（股白腫）。

4. 發於小腿深靜脈者，小腿肌肉疼痛，腫脹，腓腸肌觸痛明顯，足背屈時疼痛加重，脛足踝水腫。

5. 髂股靜脈血栓形成時，起病急，發熱，整個下肢水腫，疼痛，大腿內側股三角處明顯觸痛。

6. 個別病例因血栓脫落發生急性肺栓塞時，出現胸痛，呼吸困難，咳嗽，咯血，面色紫紺，血壓下降，重者休克。

7. 慢性期腫脹減輕，血栓形成部位遠端遺留淺靜脈擴張，皮膚增厚，可凹性水腫，皮炎，色素沉著，瘀滯性潰瘍。

8. 有長期臥床、久坐不動、外傷、手術、產褥、腫瘤以及其他血管病史。

9. 急性期血白細胞總數增高，靜脈血流圖、超聲多普勒、靜脈造影有助診斷。

鑑別診斷

一、下肢靜脈曲張

持久站立，重體力勞動者易見，下肢靜脈擴張彎曲或屈曲成團，隆起，站立時尤為明顯。可有下肢沉重、疲勞感，活動後小腿踝部腫脹明顯，伴可凹性水腫，休息後緩解。無明顯疼痛，且病程漫長。

二、下肢淋巴水腫

往往有多年病史，發病及病程極緩慢。多發生於足部，開始無痛性輕度水腫，逐漸加重且向上延伸，隨著病情進展，皮膚變得厚、粗糙、硬韌，呈橡皮樣改變，為非凹陷性水腫。

三、下肢動脈血栓

突發肢體劇烈疼痛，以肢端為甚，厥冷、蒼白，感覺喪失，栓塞平面以下動脈搏動減弱或消失，並可由遠端發生壞疽。常發生患風濕性心臟病、心房纖顫、動脈粥樣硬化性心臟病病人。

施治方法

一、內治法

（一）氣滯血瘀證

【主證】患肢腫脹，疼痛，膚色蒼白或紫暗，捫之烘熱或微熱，伴胸脅滿悶，虛嘆不止，舌質暗或淡紫，有瘀

點瘀斑，舌苔白或膩，脈數。

【治則】行氣化瘀，活血通絡。

【方藥】身痛逐瘀湯加減：秦艽 15g、威靈仙 20g、當歸 10g、川芎 10g、桃仁 10g、香附 15g、五靈脂 10g、地龍 10g、牛膝 10g。

（二）氣虛血瘀證

【主證】患肢腫脹久不消退，按之柔軟且無明顯凹陷性水腫，沉重麻木，朝輕暮重，皮膚發涼，顏色正常或蒼白，青筋顯露，倦怠乏力，舌淡有齒痕或瘀斑，舌苔薄白，脈沉而澀。

【治則】補氣、活血、通絡。

【方藥】補陽還五湯加減：生黃蓍 30g、當歸 15g、赤芍 10g、川芎 10g、地龍 10g、桃仁 10g、紅花 10g、茯苓 10g、炙甘草 10g。

二、外治法

1. 沖和膏局部外敷。

2. 薰洗法：桑枝 20g、蘇木 20g、紅花 20g、朴硝 30g、透骨草 10g，煎湯，行肢體泡洗。

3. 生大黃粉 500g，紫金錠 10g，麵粉等量，溫水，稀醋調敷。

三、針灸療法

【穴位注射】取穴足三里、三陰交、地機、豐隆、陽陵泉。

【治法】取丹參注射液 4ml，每次注射兩穴位，每日 1 次，交替輪流注射。入穴「得氣」後注藥。15 次為 1

療程。

四、西 藥

（一）抗凝療法

透過延長凝血時間，防止血栓的凝長、繁衍和再發。確診後即給予抗凝治療。首選肝素每公斤體重 1mg，加入 5%葡萄糖液體 500ml，緩慢滴注，維持 6 小時。

每次給藥前半小時，測定凝血酶之值，如大於 20 分鐘，則上述劑量減半，大於 25 分鐘，則暫停給藥 1 次，每日 2～3 次。1 週後，改用雙香豆素或新抗凝、華法林鈉等口服給藥。

（二）溶栓療法

利用藥物激活纖維蛋白溶解系統，使纖溶酶溶解已形成的血栓。一般認為發病 72 小時之內應用效果最佳。首選鏈激酶，首次用 50 萬單位，溶於生理鹽水 100ml 中，15～30 分鐘滴完。

以後每小時 10 萬單位作為維持量滴注，至血栓溶解或病情穩定止，一般療程 3～5 天，亦可選用尿激酶，首用量 8 萬～10 萬單位，分 2～3 次加入 5%葡萄糖鹽水內滴注。以後，每日 1 萬～2 萬單位作維持量滴注，療程一般 12～72 小時，亦可適當延長。

（三）祛聚療法

應用某些藥物抑制血小板聚集作用，防止血液在血管內不正常凝結。低分子右旋糖酐具有擴溶作用，可稀釋血液，減低血液黏附稠度，能防止血小板聚集。

其用量為 500ml，每日 1～2 次，應用 1～2 週。最

好由患肢遠端滴注。亦可分別選用阿司匹林、潘生丁、複方丹參注射液等。

五、手術療法

（一）血栓摘除術

適應症應嚴格掌握在原發髂股靜脈血栓形成，且症狀期在 48 小時之內，身體條件允許，可施行血栓摘除術。

（二）預防肺栓塞手術

對曾經併發過小型肺栓塞或肺栓塞反覆發生的病人，視其具體情況，可採用下腔靜脈結紮術、下腔靜脈摺疊術或下腔靜脈傘式過濾器安置術。

護理預防

1. 下肢深靜脈血栓形成患者，早期必須臥床休息，減少活動，防止血栓脫落。

2. 為減輕疼痛、水腫促進血液回流，肢體位置宜高於心臟平面 20～30cm，膝關節 5°～10°屈曲位。

3. 臥床 10 天左右，下肢使用彈力襪或彈力繃帶，可適當活動。

4. 忌食辛辣、魚腥等刺激性食物。

5. 禁止猛烈活動，避免久站、久坐。

6. 避免吸菸。

※ 第二十節　血栓閉塞性脈管炎證治

血栓閉塞性脈管炎是周圍血管慢性閉塞性炎症病變，主要侵襲四肢中小動、靜脈，尤其是下肢，其特點為血管

內特異炎性反應和血栓形成。

受累部位因運及營養障礙，導致肢端缺血、壞死、趾（指）節脫落。

武當道教醫藥稱此為「脫疽」，還有「十指零落」「脫骨疔」「脫骨疽」等稱。

病因病機

脫疽主要緣於先天稟賦不足，正氣衰弱，寒濕之邪侵襲，再由於情志太過，房勞損傷，使臟腑功能失調，導致氣滯血瘀，脈道阻塞，甚或痺阻不通而發病。

辨證要點

1. 多發於 20～40 歲青年男性，常有受凍及長期大量吸菸史。

2. 肢端發涼、麻木，膚色蒼白，出汗減少或無汗，趾（指）背、足背及小腿汗毛脫落。逐漸出現間隙性跛行。

3. 患肢膕動脈或肱動脈遠端以下動脈搏動減弱或消失。

4. 明顯靜息痛，夜不能寐，常抱膝而坐。

5. 膚色紫紅或紫暗及致趾（指）或足部發生乾性壞疽，感染時患處腫如紅棗，腐潰難癒。

6. 可伴有反覆發作的游走性血栓性淺靜脈炎。

7. 一般無高血壓、高血脂、糖尿病和其他臟器動脈硬化表現。

8. 超聲多普勒、微循環、血流圖、血液流變學、血管

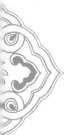

造影可提供診斷。

<h2 style="text-align:center">鑑別診斷</h2>

一、動脈硬化閉塞症

該病與血栓閉塞性脈管炎同屬閉塞性動脈病，其患者年齡多在 40 歲以上，常雙下肢同時發病，上肢亦可有涼、麻、痛感，形成壞疽範圍大，發展快，病變多累及大、中動脈，常繼發於患高血壓、冠心病、腦血栓及全身動脈硬化的病人。

二、糖尿病性壞疽

繼發於糖尿病病人，或無明顯「三多一少」隱性糖尿病病人，突發或繼發某些感染性灶引起下肢壞疽。化驗檢查血糖增高，尿糖陽性。

其壞疽發展迅速，可蔓延至足部及小腿或更高位置，多呈濕性壞疽。

三、多發性大動脈炎

常有肢體慢性缺血的臨床表現，但很少發生壞疽，多見於青年女性，其病變同時累及多處大動脈。

四、結節性動脈周圍炎

主要侵犯中、小動脈，可表現類似脈管炎的缺血症狀。常出現循表淺動脈行徑排列的皮下結節。化驗檢查血清丙種球蛋白增高。活體組織檢查可明確診斷。

五、髂股動脈栓塞

臨床表現為肢體驟然發生劇痛，並喪失感覺和運動功能，皮膚呈死屍般蒼白和冰冷，可有瘀斑，栓塞平面以下

動脈搏動消失，栓塞遠端形成壞疽，病程發展很快，常繼發於嚴重心臟病病人。

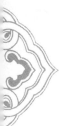

施治方法

一、內治法

（一）寒濕阻絡證

【主證】患肢末端喜暖怕冷，膚色蒼白冰冷，麻木疼痛，遇冷痛劇，步履不利，多走則疼痛加劇，小腿酸脹乏力，稍休息則痛緩，舌質淡，舌苔薄白，脈沉細，肢端動脈搏動減弱和消失。

【治則】溫經散寒，活血通絡。

【方藥】陽和湯與當歸四逆湯加減：附子 10g、牛膝 10g、當歸 20g、桃仁 10g、紅花 10g、地龍 15g、細辛 3g、黃蓍 40g、鹿角膠 10g。

（二）血脈瘀阻證

【主證】肢端麻木，酸脹疼痛加重，觸之發涼，膚色由蒼白轉為暗紅，下垂時更甚，活動艱難。肢體可出現游走性紅斑或硬結，疼痛持續加重，徹夜不得入眠。舌質暗紅或有瘀斑，舌苔白，脈弦或澀，肢端動脈搏動消失。

【治則】活血通脈，行瘀止痛。

【方藥】桃紅四物湯和血府逐瘀湯加減：當歸 20g、赤芍 30g、桃仁 10g、紅花 10g、毛冬青 20g、祁蛇 10g、牛膝 10g、元胡 10g、製乳沒各 10g、生蓍 20g。

（三）熱毒傷陰證

【主證】患肢酸脹、麻木、灼熱疼痛，遇熱痛甚，遇

冷痛緩，皮膚乾燥，脫屑，趾（指）甲增厚、變形，生長緩慢，肌肉萎縮，汗毛稀少或脫落，肢端多呈乾性壞疽，舌質紅或絳，舌苔黃，脈弦細或細數，肢端動脈搏動消失。

【治則】清熱解毒，益氣養陰。

【方藥】顧步湯加減：黃著 60g、黨參 10g、當歸 20g、石斛 15g、花粉 10g、地丁 20g、銀花 20g、龍葵 15g、牛膝 15g、生甘草 10g。

（四）濕熱毒盛證

【主證】肢端膚色紫暗、腫脹漸變紫黑，浸潤蔓延，潰破腐爛，流溢膿水，肉腐不鮮，重者腐爛蔓延，五趾（指）相傳，肢節壞死脫落，痛如火灼，夜間痛甚，常抱膝而坐。

可伴全身發熱，口渴喜飲，便乾溲赤等症。舌紅，苔黃膩，脈弦數，肢端小動脈搏動消失。

【治則】清熱解毒，活血止痛。

【方藥】四妙勇安湯加減：玄參 30g、生黃著 40g、當歸 30g、銀花 30g、生甘草 30g、蚤休 15g、虎杖 30g、大黃 10g、淡竹葉 6g、徐長卿 10g、生薏仁 30g。

（五）氣血兩虛證

【主證】肢端瘡面不鮮，肉芽組織呈灰白色，膿液少而清稀，瘡面生長緩慢，疼痛稍緩，皮膚乾燥、脫屑、光薄，汗毛脫落，肌肉萎縮。

身體消瘦而虛弱，面色蒼白，氣短乏力，舌質淡胖，脈沉細無力，肢端小動脈搏動消失。

【治則】益氣補血，活血通絡。

【方藥】人參養榮湯加減：人參 10g、當歸 10g、生黃蓍 30g、生熟地各 10g、茯苓 20g、白朮 10g、阿膠 10g、桑桂枝各 10g、女貞子 20g、牛膝 10g、炙甘草 10g。

二、外治法

1. 薰洗法：

未潰，患肢發涼、麻木，膚色蒼白或青紫，治宜溫經散寒，活血通絡。附子 10g、薑黃 15g、羌活 10g、海桐皮 30g、威靈仙 50g、白芷 10g、赤芍 30g、桂枝 10g，煎煮後薰洗患處。

2. 選用沖和膏、藤黃膏、黃連膏外塗。

3. 乾性壞疽：

保護瘡面，防止濕化。近端血運改善後，壞疽停止發展，壞死組織與近端產生明顯分界，並逐漸分裂，最後在分界處剺除壞死部分。

4. 潰後特別注意創面清潔，控制感染，促其新生。

乾淨創面，可選用生肌散、生肌玉紅膏外用。創面壞死組織過多時，可分次剺除。創面不鮮時，可選用海浮散、珍珠散、生甘草末香油調敷，或 1 份九一丹、2 份生肌散調塗，促其創面乾化。

三、單驗方療法

1. 毛冬青樹根 150g，豬蹄 1 只，燉煮 1～2 小時，1 日內分服。1～3 個月為 1 療程。

2. 丁香、肉桂、白芷等份研極細末，麻油調敷。

3. 大蜘蛛 1 隻，置瓦上焙乾，硃砂 1g，冰片 0.1g，共研細末，撒置腐肉創面。

四、針灸治療

【取穴】合谷、外關、曲池、中渚、足三里、解谿、三陰交透絕骨、陽陵泉透陰陵泉，中等強度刺激。

【針灸止痛】取穴環跳、三陰交、足三里、陽陵泉、太衝、合谷、曲池、外關透內關等，強度刺激。

五、其他療法

1. 丹參注射液：4ml，肌肉注射，每日 1 次。或丹參注射液 20～40ml，加入 5%葡萄糖溶液內靜脈滴注，每日 1 次，2 週為 1 療程。

2. 當歸注射液 4ml，分別穴位注射，取穴曲池、足三里、三陰交、絕骨，每日 1 次，可間斷使用。

3. 毛冬青根注射液 5ml，肌肉注射，每日 1 次。

4. 高壓氧治療，每日在高壓氧艙內行高壓氧治療 2～3 小時，10 次為 1 療程。

六、手術治療

腰交感神經節切除術和腎上腺部分切除術，能解除下肢血管痙攣，促進側支循環，以改善患肢血供。具有明顯緩解靜息痛和促進潰瘍癒合的作用，近期療效滿意。

還有靜脈動脈化、動脈血栓內膜剝除術、動脈旁路移植術、植皮術等，可根據具體病情，分別選用。

護理預防

1. 寒冷季節注意肢體保暖，全身不宜受涼。

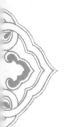
2. 鞋襪不宜過緊，以免影響肢體血運，防止足部損傷。

3. 注意肢體保護，防止外傷，積極治療足癬、甲周感染和潰瘍。

4. 修剪乾淨、變形和過硬的趾甲，可先用溫水泡洗後再修剪，避免破損。

5. 患足不可用過熱的液體燙洗，以免加重病情。

6. 調理情志，鼓勵病人樹立戰勝疾病的信心，積極配合治療。

7. 注意增加營養，忌油膩、辛辣、魚腥發物，尤忌吸菸。

8. 早期或恢復期要堅持適當的活動，以促進下肢血液循環。

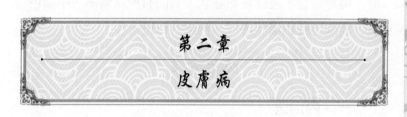

第二章
皮膚病

✳ 第一節　銀屑病證治

銀屑病（牛皮癬）是一種常見的紅斑鱗屑性皮膚病，病程緩慢，具有復發傾向，與武當道教醫藥的「松皮癬」相似。

病因病理

平素血熱，感受風邪而致血熱風燥；或日久傷陰耗血，而致陰虛血燥，或經脈阻滯，氣血凝集，肌膚失養。

辨證要點

皮疹為基底部呈紅色的丘疹或斑塊，表現覆有銀白色鱗屑，剝之有薄膜和點狀出血現象，境界清楚，好發四肢伸側，尤以肘、膝關節為多，其次軀幹部、頭皮等處，頭髮常被鱗屑簇集呈束狀。伴有不同程度的瘙癢。

鑑別診斷

1. 發蛀（頭皮脂溢性皮炎）為略帶黃色的紅斑，表現有油膩性鱗屑，無束狀髮。

2. 風癬（玫瑰糠疹）為玫瑰色大小不等的圓形、橢圓

形，境界清楚，邊緣呈鋸齒狀，表面有糠狀鱗屑，中間色淡，周圍為紅色環狀斑疹，初起有母斑。

施治方法

一、內治法

（一）血熱內盛，傷陰化燥

【主證】皮疹發生迅速，進展快，多呈點狀滴狀，覆有銀白色鱗屑，不斷有新疹出現，剝之有點狀出血，瘙癢較重。常伴有心煩口渴，咽痛，大便乾，小便黃，舌質紅，苔黃，脈弦滑，女性患者經行多前期。

【治則】涼血清熱。

【方藥】牛皮癬湯一號：當歸 15g、生地 15g、黃芩 15g、土茯苓 30～40g、白鮮皮 25g、槐花 25g、白茅根 20g、丹皮 15g。

【加減】癢甚，加白蒺藜、防風；大便秘結，加大黃、栀子；尿黃，加澤瀉；口渴，加花粉；夾濕，加苡米、茵陳；咽痛，加山豆根。

（二）風燥日久，傷陰耗血

【主證】病情穩定，皮疹色淡，沒有新疹，原有皮疹部分消退，舌質淡，苔少，脈弦細。

【治則】養血滋陰，潤燥祛風。

【方藥】牛皮癬湯二號：生地 25g、當歸 15g、白芍 15g、玄參 15g、土茯苓 30g、天冬 30g、白鮮皮 25g、蟬蛻 15g。

【加減】脾虛，加白朮、茯苓；風盛，加白蒺藜、苦

參。

（三）經絡阻滯，氣血凝集

【主證】病程較久，皮疹肥厚，經久不退，舌質紫暗或有瘀斑或斑點，脈澀，女性患有月經量少或有血塊。

【治則】活血化瘀行氣。

【方藥】牛皮癬湯三號：生地 15g、當歸 15g、丹參 20g、桃仁 15g、紅花 15g、陳皮 15g、土茯苓 20g、白鮮皮 20g。

【加減】血瘀重者，加三棱、莪朮；月經有血塊，加益母草。

二、外治法

應視不同階段、證型特點適當選擇應用。

1. 洗劑：

側柏葉、蒼耳子、白鮮皮、皂刺。每劑洗 2 次，一日一次。

2. 膏劑：

二黃膏，血熱型外用；癬藥膏，血燥，血瘀型外用。

3. 臨床洗劑與膏劑結合使用效果較好，先洗後塗藥膏，不宜用膏劑者，可單獨用洗劑。

特殊類型

一、牛皮癬紅皮症

牛皮癬紅皮症大部分是由於治療不當（使用刺激性藥物或過敏所致），全身皮膚呈現瀰漫性潮紅，皮膚溫度增高，浸潤脫屑，伴有發熱、口渴等症狀。

證為心火亢盛，復感毒邪，入於營血，蒸灼肌膚所致，治宜清營涼血解毒。方用清營湯加減。

二、膿疱性牛皮癬

膿疱性牛皮癬分二種：一為侷限性，好發於掌蹠；一為全身性，泛發全身。

在銀屑病皮疹中有淺在小膿疱，分佈較密集，反覆發作，膿液培養陰性，偶可同時患有關節病性和膿疱性銀屑病。證為素有濕熱，復感毒邪，治宜清熱解毒除濕。方用五味消毒飲加減。

三、關節病性牛皮癬

患者除有銀屑病皮疹外，伴有關節炎症、關節腫脹疼痛，易侵犯手足指（趾）關節、頸椎、骶髖關節，其次是肘膝關節，皮膚症狀與關節症狀相一致。

證為風濕熱，痹阻經絡，治宜散風清熱、祛濕通絡。方用獨活寄生湯加減。

✳ 第二節　濕疹證治

濕疹是一種常見的過敏性炎性皮膚病，與武當道教醫藥的「浸淫瘡」「血風瘡」「繡球風」「面游風」等相類似。

病因病機

飲食失節，損傷脾胃，脾失健運，濕從內生，日久化熱，脾被濕熱所困，復感風濕熱邪，內外兩邪相撞，充於腠理，浸淫肌膚，濕性重濁黏滯，易傷陰耗血，化燥生風，故纏綿不已，反覆發作。

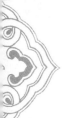

辨證要點

皮疹呈多形性（紅斑、丘疹、水泡、糜爛、滲出、苔蘚樣變等）瘙癢較重，常對稱發生，癒後不留疤痕，易反覆發作。好發四肢屈側（肘、膕）、面頰、手足背、陰囊、乳房皺摺等處。

鑑別診斷

一、接觸性皮炎（漆瘡、濕毒瘍）

多侷限，以局部紅腫、水皰、大皰為主，自覺瘙癢，灼熱感，邊界清，去除病因易治癒，好發於暴露部位和接觸部位。

二、神經性皮炎

皮疹呈織席樣苔蘚樣變，境界清楚，自發性劇癢，夜間尤重，好發頸後、兩側，其次是骶部、大腿內側、陰囊和會陰部。

三、手足癬菌病（鵝掌風、田螺皰）

常呈單側發生，鱗屑直接鏡檢真菌陽性。

施治方法

一、內治法

（一）濕熱內蘊，熱重於濕

【主證】發病急，病程短，皮疹以紅斑、丘疹為主，伴有身熱、口渴，大便秘結，小便短赤，舌質紅，苔黃，脈滑數。

【治則】清熱利濕。

【方藥】龍膽瀉肝湯加減：膽草 15g、生地 20g、赤芍 15g、山梔 15g、雙花 25g、連翹 25g、蒼朮 20g、白鮮皮 20g、車前子 15g、澤瀉 150g。

【加減】熱盛，可加公英、黃芩、黃柏；裏熱盛，加生石膏；癢重，加地膚子、秦艽；便秘，加川軍。

（二）濕熱內蘊，濕重於熱

【主證】發病較緩慢，皮疹以水疱、滲出為主，伴有食少納呆、身倦乏力，甚者腿足身腫，大便溏，小便清長，舌質淡，苔白或白膩，脈滑。

【治則】健脾利濕，佐以清熱。

【方藥】除濕胃苓湯加減：蒼朮 15g、白朮 15g、茯苓 15g、黃柏 15g、苡米 25g、木通 10g、山梔 10g、當歸 15g、地膚子 10g。

【加減】癢重，加苦參、白鮮皮、地膚子；濕重，加豬苓、澤瀉。

（三）濕熱並重

可綜合上述兩型辨證施治。

（四）傷陰耗血，血燥生風

【主證】病程較長，皮膚浸潤肥厚，乾燥落屑，瘙癢較重，有抓痕、血痂，色暗，舌質淡，少苔，脈沉緩。

【治則】養血、祛風、潤燥，佐以滋陰。

【方藥】當歸飲子加減：生地 25g、當歸 20g、白芍 15g、元參 15g、丹參 20g、荊芥 15g、防風 15g、苦參 15g、蒼朮 20g、蟬蛻 15g、白蒺藜 15g。

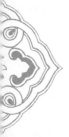

【加減】脾虛，加白朮、茯苓；癢重，加白鮮皮；夾濕，加茯苓、澤瀉。

二、外治法

1. 溻漬劑：

適用於濕重於熱型，可用公英或黃柏 30g 煎水取汁。待涼後，用 4～5 層紗布或毛巾浸濕，敷於皮損上。每日 3～5 次，每次 15～20 分鐘，間歇期用一效膏外塗。

2. 洗劑：

濕熱型，熱重於濕，用地膚湯外洗：地膚子 30g、千里光 30g、生地 30g、黃芩 15g、蛇床子 15g。

濕重於熱，可用苦參湯外洗：苦參 30g、生地 30g、生地 30g、地膚子 20g、黃柏 20g、蛇床子 20g、菊花 20g、虎杖 20g、花椒 20g。

3. 浸劑：

適用於傷陰耗血型，重者用斑蝥酒外搽：斑蝥 6g、大楓子 10g、花椒 10g、當歸 10g、山梔 10g。泡白酒 500ml（50 度以上），1 週後外搽患處。

4. 粉劑：

濕熱型，熱重於濕，用柏黛散、黃柏、青黛各 50g，輕粉 10g，銅綠 10g，共研細麵，外搽患處。

濕重於熱用二黃散外搽：黃柏、黃連各等份。共研極細面，外搽患處。

5. 膏劑：

傷陰耗血型，可用濕潤疹軟膏：青黛 10g、爐甘石 20g、枯礬 5g、黃柏 20g、冰片 0.5g、麻油 50ml，凡士林適量。

將上藥分別研極細麵，過 100 目篩，加入已溫熱的麻油中，攪勻，再分次加入凡士林中攪勻，待溫度降至約 40 度時，加入冰片，即可外用。

【附】嬰兒濕疹

嬰兒濕疹（異位性皮炎）與中國醫學文獻的「胎斂瘡」「奶癬」相似。

多見於 1 個月至 1 歲左右哺乳期嬰兒，其皮疹有紅斑、丘疹、水泡、糜爛、滲出、結痂、脫屑等，主要發生於頭面部，重者也可在軀幹、四肢發生。自覺劇癢，易反覆發作，斷乳後常自癒，少數可持續發展至兒童期，甚至成年期。多伴有噁心、嘔吐、便溏、尿少、舌淡、苔白或白膩。證為脾胃虛弱，濕熱內蘊，治宜健脾利濕，佐以清熱。方用消風導赤湯加減。

✳第三節　神經性皮炎證治

神經性皮炎，是皮膚常見的一種神經官能病，與武當道教醫藥的「牛皮癬」「攝領瘡」等相類似。

病因病機

多由情志不暢，肝氣鬱結，肝鬱化火，或氣機不暢，氣血凝滯，耗傷陰血，血虛風燥，或濕熱內蘊，復感風邪，蘊於肌膚而致。

辨證要點

患部皮膚肥厚、乾燥，皮紋加深，互相交錯，皮嶠隆

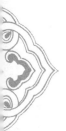

起，呈菱形或多角形，織席樣苔蘚樣變，境界清，自覺陣發性瘙癢，夜間尤重，好發於頸後兩側、骶部、肘伸面、大腿內側、陰囊及會陰部。

鑑別診斷

一、濕疹（傷陰耗血型濕疹）

多有急性濕疹發作的病史。

二、扁平苔蘚（紫癜風）

為多角形扁平丘疹，表面有蠟樣光澤，呈紫紅色，口腔黏膜有乳白色斑狀，好發於腕部屈面、前臂、小腿伸側、軀幹等處。

三、原性澱粉樣變

為粟粒大小棕色丘疹，密集成斑塊，而不融合，表面粗糙，好發於小腿側面。

施治方法

一、內治法

（一）血虛風燥，肌膚失養

【主證】皮疹色淡，皮膚浸潤肥厚，呈苔蘚樣變，瘙癢較重，伴有心悸、健忘、舌淡、苔薄、脈沉細，女性患者常有月經不調。

【治則】養血潤燥，祛風止癢。

【方藥】四物消風飲加減：當歸 15g、生地 20g、川芎 10g、荊芥 15g、防風 15g、白鮮皮 20g、苦參 10g、蒼耳子 10g、地膚子 20g、丹參 15g。

【加減】心悸、健忘，可加酸棗仁、柏子仁。

（二）風濕蘊阻，肌膚失養

【主證】皮疹色褐紅，呈全身泛發，皮膚肥厚，陣發性劇癢，夜間尤重，苔薄或白膩，脈濡緩。

【治則】祛風利濕，潤膚。

【方藥】疏風清熱飲加減：全蟲 6g、皂刺 6g、防風 10g、白蒺藜 15g、苦參 20g、白鮮皮 20g、當歸 15g、麥冬 15g。

【加減】癢重，加蜂房、蟬蛻；熱重，加丹皮、黃芩。

（三）肝氣不舒，鬱久化火

【主證】皮疹為成片紅色丘疹，癢甚，伴心煩易怒或精神抑鬱，兩脅脹痛，眩暈，口苦咽乾，舌邊尖紅，脈弦數。

【治則】疏肝理氣，清肝瀉火。

【方藥】丹梔逍遙散加減：丹皮 15g、梔子 15g、柴胡 10g、膽草 10g、生地 20g、白芍 15g、當歸 10g。

【加減】熱重，加菊花 30g、公英 30g。

【附】皮膚瘙癢症（隱疹）

皮膚瘙癢症自覺皮膚瘙癢，而無原發性損害，是較常見的皮膚病，與中國醫學文獻記載的「癢風」「隱疹」相類似。

初起無皮膚損害，自覺瘙癢，多呈陣發性，經反覆搔抓，患處可出現抓痕、血痂、色素沉著、苔蘚樣變、皮膚乾燥脫屑。證為血虛風燥、肌膚失養，治宜養血潤燥，疏風止癢，方用四物消風飲加減。

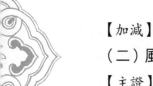

✳ 第四節　蕁麻疹證治

蕁麻疹是一種常見的過敏性皮膚病，與武當道教醫藥的「風濕疙瘩」「風疹」相類似。

病因病機

平素體虛衛外不固，復感風熱、風寒之邪，鬱於皮毛腠理，或心經火盛，血熱生風，或胃腸積熱，復感風邪。

辨證要點

為大小不等、形狀不一的風團，呈淡紅色或瓷白色，邊緣清楚，周圍有紅暈，自覺瘙癢，皮疹發生和消失快，反覆發作。

鑑別診斷

與多形性紅斑相鑑別，皮疹呈多形性，有典型的彩虹狀，好發於手掌、手背、足底、足背、前臂等處。

施治方法

一、內治法

（一）風熱束表，肺衛失宣

【主證】發病急，風團色紅，劇癢，伴有發熱，惡風，咽喉腫痛或噁心，腹痛，大便乾，小便黃，遇熱皮疹加重，舌苔薄白或薄黃，脈浮數。

【治則】辛涼解表，宣肺清熱。

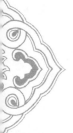

【方藥】銀翹散加減或麻杏石甘湯加減，重用生石膏：
荊芥 15g、防風 10g、銀花 25g、殭蠶 10g、牛蒡子
10g、丹皮 15g、浮萍 10g、薄荷 10g、黃芩 10g、甘草
10g、生石膏 50g（先煎）、連翹 10g。

【加減】大便乾，加大黃；小便黃，加澤瀉。

（二）風寒束表，肺衛失宣

【主證】皮疹色淡，遇風冷皮疹加重，口不渴，尿
多，或腹瀉，舌淡，苔白，脈浮緊。

【治則】辛溫解表，宣肺散寒。

【方藥】麻黃湯或麻杏石甘湯加減：麻黃 15g、杏仁
10g、荊芥 15g、防風 10g、蟬衣 15g、浮萍 15g、薑皮
15g、陳皮 10g、白鮮皮 20g、甘草 10g、生石膏 50g（先
煎）。

【加減】遇風加重者，加黃蓍、防風、白朮。

（三）熱傷陰血

【主證】皮疹反覆發作，或抓上進後起條狀斑塊，午
後或夜間加重，伴有心煩，失眠，口乾，手足心熱，舌紅
少津，苔薄，脈沉細。

【辨證】陰血不足，風邪束表。

【治法】滋陰養血，疏風清熱。

【方藥】當歸飲子加減：當歸 15g、熟地 15g、荊芥
15g、防風 10g、浮萍 15g、白芍 20g、雞血藤 20g、白蒺
藜 15g、地骨皮 20g。

【加減】心火盛，加栀子、黃芩；胃腸積熱，加大黃。

二、外治法

1.散劑：一效散外塗。

2.酊劑：蛇床子、冰片酒浸外塗。

【附】丘疹性蕁麻疹

丘疹性蕁麻疹（蕁麻疹樣苔蘚），也是一種過敏性皮膚病，多見於幼兒和學齡前兒童，春夏兩季較多，與武當道教醫藥的「水疥」相類似。皮疹表現為黃豆大至花生米大小的水腫性紅色丘疹，中心可出現水疱，個別為大小疱，劇癢，抓破後易繼發感染。

證為內蘊濕熱，復感風邪毒蟲，治宜祛濕清熱，解毒疏風，方選消風導赤湯加減：

白鮮皮 10g、生地 20g、赤苓 10g、蒼朮 10g、牛蒡子 10g、銀花 15g、燈心草 5g。

❋ 第五節　癬菌病證治

癬菌病是一種常見的真菌感染性皮膚病，與武當道教醫藥的「癬」症相類似。

武當道教醫藥認為，癬是濕熱生蟲、相互染易而致。根據致病菌種和皮疹的特點，分述如下：

一、頭部白癬（白癬瘡）

（一）皮疹特點

頭皮患部為圓形或橢圓形大小不等的片狀灰白色鱗屑斑，其上毛髮乾枯無光澤，易折斷，有白鞘，形成參差不齊的短髮，病發易拔除，有的青春期可不治自癒，癒後不留疤痕。病發直接鏡檢可見鐵鏽色小孢子菌，《諸病源候

論》說：「白禿之侯，頭上白點斑駁，初似癬而上有白屑，久則成生痂成瘡，遂至偏頭洗刮，除其痂，頭皮瘡孔如筋頭大，裡有膿汁出，不痛，而有微癢時，其裡有蟲，甚細微難見。」

這些記載比較客觀地概括了本病的臨床特徵。

（二）鑑別診斷

1. 脂溢性皮炎（發蛀），頭皮見有紅斑，上覆油膩性鱗屑，真菌陰性。

2. 銀屑病，皮疹上毛髮被鱗屑簇集呈束狀，邊界清楚，剝之點狀出血。

（三）辨證施治（以外治為主）

1. 苦參 30g、生地 30g、黃柏 20g、蛇床子 30g、地膚子 30g、白菊花 20g、川椒 20g、紫草 20g，煎水洗，每日 1～2 次。

2. 番木鱉、當歸身、藜蘆、黃柏、苦參、杏仁、狼毒、白附子、鯉魚膽。上藥除鯉魚膽，其他各藥分別研極細麵，用真芝麻油、鯉魚膽汁將藥麵調成軟膏外搽患處，每日 1 次。

二、頭部黃癬（癩頭瘡）

（一）皮疹特點

為碟狀的豆腐渣樣黃色厚痂，有特殊的鼠尿樣臭味，毛髮脫落，癒後留下萎縮性疤痕。

（二）鑑別診斷

化膿性毛囊炎，有與毛囊一致的，周圍紅暈，中間有膿頭，並有毛髮穿過，毛髮無脫落，一般無疤痕。

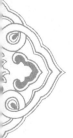

（三）辨證施治

【內治法】防風、荊芥、連翹、薄荷、川芎、當歸、炒白芍、白朮、山梔、大黃（酒蒸）、芒硝、石膏、黃芩、桔梗、甘草、滑石。上藥共研細麵，煉蜜為丸，每丸 6～9g，每日 2 次，開水沖服。功能散風清熱，化濕解毒。

【外治法】同前。

三、手足癬（鵝掌風、腳氣）

（一）皮疹特點

手掌、足跖常呈單側或雙側角化、乾裂、脫屑，基底淡紅，微癢，真菌檢查陽性。

（二）鑑別診斷

膿疱性銀屑病，掌跖部有深部膿疱，脫屑，真菌檢查陰性。

（三）辨證施治

【內治法】當歸（酒洗）、羌活、防風、升麻、豬苓、澤瀉、黃芩（酒炒）、葛根、蒼朮、白朮（土炒）、苦參、知母、甘草各用 10～15g。每日 1 劑，水煎 2 次，兩次煎汁合勻，分 3 次服。

【功能】利濕止癢，清熱止痛。

【外治法】苦參、黃柏、生地、蛇床子、地膚子、白菊花各 30g，川椒 20g。水煎外洗。

另用：輕粉 10g、黃柏 30g、三仙丹 5g、枯礬 10g，研極細麵，外搽患處。

【附】趾指糜爛型手足癬（滇田螺）

為深在性小水疱，劇癢，常因瘙癢抓而繼發感染，主

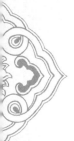

為內蘊濕熱，復感毒邪，治宜清熱利濕，佐以解毒。方藥除濕胃苓湯加公英、連翹、雙花、黃柏等，或合用消炎片、二妙丸。外治法同前。

四、甲癬（爪風）

（一）臨床特點

初起指趾甲遠端開始失去光澤，增厚變脆，凹凸不平，呈灰白色或棕黑色，重者甲板與甲床分離，真菌檢查陽性。

（二）鑑別診斷

營養不良，慢性濕疹，化膿性甲溝炎後，趾、指甲變形，真菌檢查陰性。

（三）辨證施治

以外治為主，鳳仙花粉加枯礬，蜂蜜混勻，反覆剪甲後塗用。

五、股癬（騷股癬）、體癬（金錢癬）

（一）皮疹特點

初起為淡紅色斑點，漸擴大呈現有鱗屑的炎症紅斑，邊緣呈堤狀隆起，有丘疹、水疱，境界清楚，呈環形，真菌檢查陽性。

（二）鑑別診斷

環形紅斑，無邊緣隆起，水疱，丘疹，真菌檢查陽性。

（三）辨證施治

【治癬秘方】三仙丹 10g、輕粉 10g、銅綠 10g、枯礬 6g、黃柏 2g、博落回 30g。上藥分別研極細末，用凡士林調成 35%軟膏外搽患處。

【治癬秘方】生半夏 10g、生苦楝子 10g、白及 10g、白蘞 10g、蚤休 10g、斑蝥 5g。共研極細末，調膏外用。

✷ 第六節　痤瘡證治

痤瘡是一種常見的皮膚附屬器性皮膚病，與武當道教醫藥的「肺風粉刺」相類似。

病因病機

飲食不節，損傷脾胃，脾失健運，水濕內停，鬱久化熱，濕熱上蒸於肺，肺胃濕熱，復感毒邪。

辨證要點

為毛囊性丘疹，黑頭粉刺，壓模疤痕，膿頭，囊腫，好發於前額、兩頰、下頜、頸部、前胸、後背，稍癢。

鑑別診斷

面部濕疹（濕瘍）呈多形性，對稱性分佈，瘙癢較重，無黑頭粉刺。

施治方法

一、內治法

肺胃濕熱，外感毒邪

【主證】典型痤瘡皮疹，伴有食多，口臭，喜冷飲，大便秘結，舌苔白或膩，脈弦滑。

【治則】清肺胃濕熱，佐以解毒。

【方藥】枇杷清肺飲加減：枇杷葉 15g、桑白皮 15g、黃芩 15g、梔子 15g、野菊花 20g、赤芍 15g、白茅根 15g、槐花 10g、苦參 10g。

【加減】毒熱盛，加銀花、連翹；癢，加白鮮皮。

二、外治法

1. 顛倒散或二黃散水調外敷。

2. 地膚湯外洗。

【附】囊腫性痤瘡

囊腫性痤瘡為痤瘡嚴重階段，與武當道教醫藥的「面疱」相類似，皮疹損害以囊腫、疤痕為主。證為稟性不耐，脾胃積熱，上蒸於肺，日久痰瘀積聚。治宜涼血清熱，消痰軟堅。

【方藥】涼血四物湯，加夏枯草、貝母。

【外治】同痤瘡。

✳ 第七節　紅斑性痤瘡證治

紅斑性痤瘡也是一種常見的皮膚附屬器性皮膚病，與武當道教醫藥的「赤鼻」「酒糟鼻子」相類似。

病因病機

飲食不節或過食辛辣，使胃熱燻蒸，肺經血熱，復感毒邪，或日久血瘀凝滯。

辨證要點

鼻尖及鼻翼、兩頰、皮膚潮紅，皮脂溢出，毛孔擴

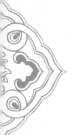

大，血管擴張，重者形成鼻贅。

鑑別診斷

盤狀紅斑狼瘡（花蝴蝶）：為對稱性盤狀損害，中間萎縮凹陷，毛細血管擴張，邊緣隆起，覆有垢性鱗屑，有角栓，境界清楚。

辨證施治

一、肺經血熱

【主證】皮疹潮紅瀰漫，伴有口渴，大便乾，舌質紅苔黃，脈滑數。女性患者常有月經先期，量多。

【治則】涼血清熱。

【方藥】涼血四物湯加減：當歸 15g、生地 15g、川芎 15g、白芍 15g、黃芩 15g、赤茯苓 15g、紅花 15g、陳皮 10g、生甘草 10g。

【加減】毒熱盛，加銀花、連翹；便秘，加川軍。

二、肝經鬱熱

【主證】皮疹潮紅，膿疱，伴有心煩易怒或精神抑鬱，兩脅、少腹脹痛。

女性患者月經先期，經量多。

【治則】疏肝清熱。

【方藥】丹梔逍遙散加減：當歸 15g、白芍 15g、生地 20g、柴胡 10g、黃芩 10g、丹皮 10g、丹參 20g、炒枳殼 10g、白花蛇舌草 30g。

【加減】毒熱盛，加銀花、連翹；便秘，加大黃。

三、熱煎血瘀型

【主證】皮疹一般侷限於鼻尖、兩翼，色紫暗，伴有舌紫暗或有瘀斑，脈沉澀。女性患者月經先期，量多，有血塊。

【治則】清熱涼血活血。

【方藥】涼血四物湯、通竅活血湯加減：當歸 15g、生地 15g、赤芍 10g、紅花 15g、陳皮 10g、黃芩 15g、桃仁 10g、石菖蒲 10g、生薑 10g。

【加減】鼻贅顯著，加夏枯草、貝母。

❋ 第八節　白癜風證治

白癜風是一種常見的色素障礙性皮膚病，與武當道教醫藥的「白駁風」相類似。

病因病機

七情內傷，肝氣鬱結，氣機阻滯，復感風邪，搏於肌膚，氣血失和。

辨證要點

為突然出現的單個或多個大小不等，形狀不規則的白色斑片，邊緣色素加深，摩擦充血。

鑑別診斷

貧血痣，為網狀白色斑片，無邊緣色素加深，摩擦不充血。

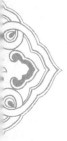

施治方法

一、內治法

【主證】顏面軀幹白斑，伴有精神抑鬱或煩躁易怒，或兩脅、少腹脹痛，舌淡或有瘀點，苔薄白，脈弦數。

【治則】養血疏風，調和氣血。

【方藥】白駁丸加減：當歸 15g、黃耆 30g、雞血藤 20g、防風 15g、紅花 10g、桃仁 10g、製首烏 20g、白蒺藜 15g、陳皮 10g、甘草 10g、柴胡 15g。

二、外治法

補骨脂 30g、冰片 1g，75%酒精浸泡一週後外塗。

【治白癜風武當秘方 1】沙苑子、丹參、赤芍、當歸、白芍各 15g，遠志、荊芥各 10g。共研細末，煉蜜為丸，每丸重 10g，每服 1 丸，日 3 次。

【治白癜風武當秘方 2】桑葚子、黑芝麻、製首烏、五味子、紅花、合歡花、焦山楂各 30g。共研細末，煉蜜為丸，每丸 10g，每次 1 丸，每日 3 次。

※ 第九節　肝斑證治

肝斑也是一種皮膚色素障礙性皮膚病，與武當道教醫藥的「黛黑斑」相類似。

病因病機

腎氣不足，腎水不能上承，或肝鬱氣滯，鬱久化熱，灼傷陰血，氣血失和。

辨證要點

淡褐或深褐色斑片，境界清楚，常對稱分佈鼻背、兩頰。

辨證施治

一、腎陰不足型

【主證】對稱性褐色斑片，伴有腰痠、心煩、失眠、多夢，舌質淡紅，苔薄黃，脈沉細。

【治則】滋陰補腎。

【方藥】六味丸加減：熟地 20g、山藥 15g、山萸肉 15g、茯苓 15g、丹皮 15g、澤瀉 10g、龍眼肉 15g、沙參 10g。

【加減】心火亢盛，加梔子、蓮子心。

二、肝鬱氣滯，氣血不和

【主證】對稱性褐色斑，伴有急躁易怒，胸脅脹痛，女性患月經不調，舌苔薄白，脈弦。

【治則】疏肝理氣，調和氣血。

【方藥】逍遙散加減：柴胡 15g、當歸 15 g、白朮 15g、白芍 15g、茯苓 15g、甘草 10g、生薑 10g、薄荷 10g、生地 15g、黃蓍 20g、丹參 20g、紫草 10g。

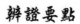 第十節　疣病證治

本病是由病毒透過接觸傳染而引起的一種皮膚病。臨床上常見的有尋常疣、扁平疣、傳染性軟疣、蹠疣、絲狀

疣、指狀疣、尖銳濕疣等。

武當道教醫藥所稱的千日瘡、枯筋箭、疣目類似尋常疣，鼠乳類似傳染性軟疣，其他種類疣均統稱為疣，俗稱瘊子或豎頭肉。

病因病機

1. 憂鬱傷肝，肝虛血燥，筋氣不榮，風邪搏於肌膚而贅生。

2. 局部遭受外傷後，在機體抵抗力低下的情況下，病毒乘虛而入，或者因為搔抓而自身傳播，亦可通過接觸而引起。

辨證要點

一、尋常疣

好發於手背、指（趾）部等處。初起損害為針頭至黃豆大小，或更大的角質增生性突起，日久破裂，趲出筋頭，表面蓬鬆枯槁，狀如蓮花。

少則一二處，多則數十處，甚至個別病例可達百個以上。生於指甲邊緣者，可向指甲下蔓延。多數是無自覺症狀，用手擠壓有疼痛感，碰撞或摩擦後容易出血。常有初發疣治癒後，繼發疣有時也自行消失的現象。

二、扁平疣

多生於青年男女的顏面和手背等部位。皮損為扁平堅實性丘疹，針頭至黃豆大小，呈淡褐色或近於正常皮膚顏色。多數無自覺症狀，少數有輕微瘙癢感。

三、傳染性軟疣

好發胸膺軀幹部位，以兒童為多見，皮損為平球形黃豆大或更大的隆起，中央呈臍窩，形如鼠乳，有蠟樣光澤，常是散在分佈或數個一群，擠壓後可見豆腐樣小栓。

四、蹠疣

多生在足底受壓部分或趾間。皮損為黃豆大或更大的角化性丘疹，堅實外觀像胼胝，有壓痛，除去表面角質，可見疏鬆角質呈乳頭狀，挑破後容易出血，數目多者可融合成片。足部外傷或多汗易發本病。

五、絲狀疣

好發在眼皮、頸部等處，任何年齡均可見。皮損是細軟的絲狀隆起，一般不超過 1cm 的高度，無自覺症狀。

六、尖銳濕疣

發生在皮膚黏膜交界處，以肛周最為常見。

皮損為淡紅色或污穢色，呈菜花狀突起，有癢感。要與梅毒相鑑別。

七、指狀疣

多生於指（趾）間、頭皮等處。皮損為黃豆大，有許多線狀突出，常有角質樣的尖端。

施治方法

一、單驗方

鴉膽子仁 5 粒。先將患部用溫水浸洗，用刀刮去表面角質層，然後將鴉膽子搗爛貼患處，外用膠布黏住。三至五日換一次。

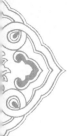

二、內治法

適用於扁平疣，或損害泛發的尋常疣、蹠疣。

【治則】平肝軟堅，清熱解毒。

【方藥】生龍牡、生苡仁、生龍齒、馬齒莧、生赭石各 30g，大青葉、連皮苓各 12g、柴胡 3g、銀花 15g。

水煎，每日 1 劑，分 2 次內服，10 劑為一療程。

【加減法】損害頑固者，加丹參 15g、烏梅 6g。

此外，還可服用：

1.生苡仁 60g，煎湯代茶飲。

2.生煅牡蠣各 30g、金錢草 60g、紅花 9g，水煎內服。孕婦忌用。

3.馬齒莧 50g、敗醬草 20g、紫草 6g、板藍根 20g、赤芍 10g、紅花 6g、桃仁 6g、薏苡仁 30g、茵陳 20g、銀花 10g。水煎服，連服 6 劑。

三、其他方法

（一）尋常疣

1.灸法：

尋常疣表面先用 75%酒精消毒，將艾炷置疣體上，點燃任其燒灼，燒到基底部時可聽到爆炸聲。一至三天後用鑷子鉗去疣狀物的殘留部分（有時遺留一個淺表的凹陷面），塗紫藥水，用消毒紗布覆蓋，一週後，創面癒合，不遺留瘢痕。尋常疣如生於手指、足趾處，可在局部麻醉下施灸，減輕病人痛苦。

2.推疣法：

在疣的根部用棉花棒或刮匙（刮匙頭部用棉花包裹）

與皮膚成 30 度的角度，向前用力均勻推，有的疣即可推除。推除後，表面壓迫止血，塗上龍膽紫溶液即可，並用紗布蓋貼。如疣體表面角化明顯，或生於指（趾）部，則在局部麻醉下進行推除。

3.摩擦法：

取新鮮荸薺削去皮，用其白色果肉摩擦疣體，每日 3～4 次，每次摩至疣體角質層軟化、脫掉，微有痛感或點狀出血為度，一般數天可癒。

4.腐蝕法：

千金散水調外敷，2～3 天一換。

5.水針療法：

用維生素 B_{12} 100μg，或 0.25%普魯卡因 1ml，呈 45° 角度針骨空穴 3cm 深，左右拇指各注 0.5ml，每日 1 次，10 次為一療程。

6.耳針法：

針肺、皮質腺、肝，每日 1 次。

7.洗藥：

香附、木賊草各 60g，加水 1000ml，煎沸後洗滌患處，每日 2 次，10 次為一療程。

（二）扁平疣

洗藥：

鮮馬齒莧 30g（乾者加倍），蒼朮、蜂房、白芷、陳皮各 9g，蛇床子、苦參各 12g，加水 1500ml，煎沸後洗滌患處，一日 2～3 次，10 次為一療程。

耳針法：同尋常疣。

（三）傳染性軟疣

鉗夾法：消毒後用蚊式鑷子，鉗除皮損豆腐渣樣小栓，外塗紫藥水即可。損害較多，可分批治療，隔 3 ～ 4 天再治 1 次。

（四）蹠疣

洗藥：

同扁平疣方。

鈍刮法：

疣體消毒，局麻後，用刀尖輕劃蹠疣四周，再用鈍刮器剝離疣體，使之與正常組織完整分離，遺留瘡面止血、包紮。一次可癒，但有少數復發。

（五）絲狀疣

結紮法：

數目少者，用頭髮結紮疣的基底部，3 ～ 5 天後，疣體脫落即癒。

（六）尖銳濕疣

洗藥：同扁平疣方。

（七）指狀疣

推疣法、腐蝕法均同尋常疣。

❈ 第十一節　單純疱疹證治

單純疱疹，武當道教醫藥稱為熱氣瘡或熱瘡，或稱時氣口瘡。《瘍醫大全》根據本症多發於口角的特點，又稱之為剪口瘡。是由病毒引起的一種皮膚病。多種高熱病後常可併發，在機體抵抗力低下時又常復發。

病因病機

外受風熱之毒，客於肺胃兩經，蘊蒸皮膚而生。

辨證要點

本病常見於高熱病的發病過程中，如猩紅熱、感冒、痢疾等，但無高熱病者也可發生，如月經來潮、妊娠、消化不良等。好發於皮膚黏膜交界處，如口唇及鼻孔的四周、面頰、外生殖器等處。

初起皮損為密集成群的針頭大小的水疱，四周紅暈，常為一群，亦有二三群的，疱液澄清，破裂後露出糜爛面，逐漸乾燥結痂而癒，留有輕微色素沉著，自覺有灼熱瘙癢感。

病程歷時一週左右，可自癒，但常反覆發作。病情較重的可引起頷頸部淋巴結腫大疼痛。

鑑別診斷

應與帶狀疱疹、膿疱瘡相鑑別。帶狀疱疹為成群水疱沿外圍神經分佈，排列成帶狀，伴有劇痛和燒灼感。膿疱瘡為好發於兒童的面、手部，多見於夏季，皮損為散在性黃豆大小的水疱或膿疱。

施治方法

一、內治法

【治則】清熱，解毒。

【方藥】黃芩石膏湯：黃芩 5g、生石膏 15g、知母 3g、大青葉 9g、二花 10g、連翹 5g、竹葉 10g、白茅根 10g、木通 3g。

【加減法】癢感重者，加杭菊花、桑葉；反覆發作，加黃蓍、茯苓，還可用板藍根、馬齒莧、紫草、苡仁米，水煎服，對部分復發病例有幫助。

二、外治法

【洗藥】馬齒莧水洗劑，馬齒莧 120g，濕敷，一日 3～5 次。

【粉劑】王露散，芙蓉葉研細麵，用植物油調成糊狀，塗搽患處，一日 2～3 次。

✳ 第十二節　傳染性紅斑證治

傳染性紅斑，在武當道教醫藥文獻裡尚未查到恰當的類似病名，不過從臨床經過來看，似乎可以納入溫病發斑的範圍。

病因病機

風熱之邪，初客太陰，內鬱陽明，或者直竄營分而發。

辨證要點

多見於 4～12 歲的兒童，常是成批發生。皮損主要是見於面部（鼻部除外）及四肢，對稱分佈；損害為鮮紅略帶水腫的大片紅斑，邊緣清楚，有時面下部邊緣為一條紅線，其內為一狹窄的正常皮膚帶，再向內側為大片紅

斑，四肢損害呈多環形或花紋樣，在氣溫低時若隱若現，在溫暖時則很清楚，沒有鱗屑。

一般無其他症狀，少數局部偶有微癢或燒灼感，間有發熱不舒，病程為一週左右，癒後不留遺痕。

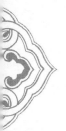

施治方法

一、內治法

【治法】清氣涼營解毒。

【方藥】白虎解毒湯：生石膏 30g、丹皮 6g、玄參 10g、知母 6g、赤芍 10g、連翹 10g、板藍根 15g、白茅根 15g、二花 10g、大青葉 10g。

二、外治法

用黃芩洗劑：爐甘石 10g、黃芩 30g、冰片 3g。有安撫保護作用。

※ 第十三節　水痘證治

水痘是病毒所致的急性傳染病。它的臨床特徵為皮膚黏膜上分批出現的斑疹、丘疹、水疱和痂疹，並伴有輕度的全身症狀。

《嬰童百問》說：「有發熱一二日而出水疱即消者，名曰水痘。」

《瘍醫大全》也說：「水花兒即是水痘，遍身扛手，其色白而淡，且無紅，是水花兒，莫作正痘看。」

武當道教醫藥對水痘有比較深刻的認識，並積累了較好的治療方法。

病因病機

風熱鬱於肌表而發。

辨證施治

突然發作，初起有發熱畏寒，煩躁和全身不適等症狀。皮疹為全身性，疏散分佈，頭皮、口腔黏膜常可累及，損害為高粱米大小的發亮水疱，位於炎性基底上，一出即灌清漿，無痘臍，隨出隨扁，伴有癢感，病程有自限性。

偏於氣分，名曰水痘。透點較稀，痘出露珠，明亮純係水疱，出後二至三天即回沒，發熱煩躁輕，或不發熱。

偏於血分，名曰赤痘。透點較多，痘出有根盤，周圍有紅暈，一週左右而回沒，發熱煩躁，重者有抽搐現象。

不典型的水痘有大疱型、壞疽型和出血型，在臨床上很少見。

鑑別診斷

在臨床中要與下面皮膚病相鑑別。

1. 嬰兒膿疱瘡常見於初生嬰兒，損害常比綠豆大，內容物混濁或有膿液，全身反應嚴重。

2. 帶狀疱疹皮疹沿一定的神經幹分佈，不對稱，一般不超過軀幹的中線，局部有顯著的灼熱痛感。

施治方法

一、內治法

偏於氣分治法，辛涼透表，疏風清熱解毒。

【方劑】銀翹散加減。

【外方】銀花、連翹各 12g，竹葉、荊芥各 6g，地丁 9g，蟬衣、甘草各 3g，薄荷 2g（後入）。

水煎，1 日 1 劑，分 3～5 次內服。

偏於血分治法：清營涼血，解毒疏風。

【方劑】清營湯加減。

【方藥】綠豆衣、生地各 12g，玄參、赤芍、大青葉、連翹、銀花炭各 9g，丹皮、麥冬、紫草、甘草各 6g。服法同上。

【加減法】夾濕，加苡仁、澤瀉、法半夏；癢甚，加刺蒺藜；塗邪未清，加麥冬、沙參、花粉。

二、外治法

【洗藥】馬齒莧水洗劑濕敷，一日三至五次。此劑適用糜爛明顯階段。

【粉劑】青黛散、青吹口散，任選一方，用植物油調成糊狀，餘刷損害區，一日二至三次。此劑適用於化膿感染階段。

✳ 第十四節　牛痘樣濕疹證治

《外科大成》說：「痘風瘡，先則細瘡作癢，次沿成片，脂水浸淫。」武當道教醫藥對痘風瘡的臨床描述，與

牛痘樣濕疹是比較接近的。

病因病機

痘風瘡多是痘毒邪風侵入肌表，同時啖食腥臭動風食物所致。

辨證要點

本病大多發生於原患有嬰兒濕疹的幼兒或兒童，多數有痘或接觸種痘者的病史。皮損多限於面部和肩部有濕疹的部位，間或見於黏膜。損害為成群的水疱或膿疱，扁平發亮，呈乳白色，如西瓜子大小，多而密麻，局部淋巴結腫大，伴有高熱、噁心和嘔吐等全身症狀。

鑑別診斷

本病要與膿疱瘡、天花相鑑別。

1. 膿疱瘡好發於夏秋季，皮損多見於暴露部位，為散在膿疱，一般無濕疹病史，亦無較重的全身反應。

2. 天花無濕瘡病史同時存在，皮疹為全身性、廣泛性、一致性。全身症狀嚴重。

施治方法

一、內治法

【治法】疏風解毒。

【方劑】銀花升麻湯：銀花 12g、升麻 3g、連翹 10g、牛蒡子 10g、生地 10g、地骨皮 10g、蟬衣 6g、黃

蓍 10g、甘草 3g。水煎，1 日 1 劑，分 3 次內服。

【加減法】皮疹鮮紅，加紫草、紅花；高熱，加玳瑁、水牛角、綠豆殼；癢重，加苦參、刺蒺藜、製首烏。

二、外治法

【洗藥】馬齒莧 60g、大青葉 30g，加水 1000g，煎後濕敷，一日 3～5 次。

【粉劑】三豆散：黑豆、綠豆、赤小豆各等份為細面，醋調如糊外敷患處。

✳ 第十五節　多形性紅斑證治

多形紅斑是一種急性炎症性皮膚病，病因目前還不太清楚，但多數認為常因藥物、感染以及春秋季節性原因而誘發。因此，可能是一種過敏性皮膚病。

其臨床表現與武當道教醫藥裡關於貓眼瘡（一名寒瘡）的描述相類似。如《醫宗金鑑》說：「初起形如貓眼，光彩閃爍，無膿無血，痛癢水腫，久則近脛。」這段記載抓住了本病的典型損害——虹膜樣損害（貓眼）。

病因病機

脾經久鬱濕熱，復被外寒所侵凝結而成。

辨證要點

臨床上分輕型和重型兩類。

一、輕型：

損害發生在手背、足背、前臂、小腿伸側、面部及頸

側等處；皮損為多形性，有斑疹、丘疹、水疱或大疱，但以丘疹形多見，常帶水腫，典型的可有虹膜樣損害；病程具有自限性，但常復發。

二、重型：

初起時伴有高熱、頭痛、乏力等嚴重的全身症狀，損害廣泛，黏膜常累及，皮膚損害為斑疹、丘疹、水疱、大疱或紫癜，可有內臟病變，病情比較嚴重。

施治方法

一、輕型治法（解毒滲濕）

【處方1】清肌滲濕湯：蒼朮 10g、厚朴 10g、陳皮 10g、甘草 6g、柴胡 6g、木通 6g、澤瀉 10g、白芷 10g、升麻 5g、白朮 10g、梔子 10g、黃連 10g、生薑 10g、燈草 3g

【處方2】涼血五根湯：白茅根 15g、青木香 6g、茜草根 10g、紫草根 10g、板藍根 20g。

【處方3】涼血消風散：當歸 15g、生地 15g、知母 10g、生石膏 20g、苦參 10g、牛蒡子 10g、蟬衣 6g、胡麻仁 10g、防風 10g、荊芥 10g、蒼朮 10g、木通 6g、甘草 5g。

二、重型治法（涼血、清熱、解毒）

【方藥】犀角地黃湯加味：犀角 1.5g（或水牛角 15～30g）、丹皮 9g，生地炭、銀花炭、連翹、石斛各 15g，紫草 12g，沙參、生苡仁各 30g，紅花、甘草各 6g。服法同上。

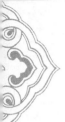
【加減法】氣虛，正不勝邪，加西洋參、生黃耆；四肢厥冷，加製附片，上肉桂；毒熱熾盛，酌服犀黃丸。

✳ 第十六節　結節性紅斑證詁

結節性紅斑多見於青年女性，春秋好發。武當道教醫藥文獻稱為瓜藤纏。

病因病機

外感風邪，內有濕熱，蘊蒸肌膚，經絡阻隔，血凝氣滯，結塊而成。

辨證要點

本病好發於青年女性，以春秋兩季多見。發病前常有或輕或重的畏寒、發熱、頭痛、咽痛等上感症狀，隨即在小腿伸側，亦可在小腿屈側、前臂、股部等處出現皮疹。

損害為鮮紅色，大小不一，自蠶豆至杏核或核桃大，如數個結節融合成一塊，則可如雞蛋大，境界清楚，顏色由鮮紅漸變為暗紅，結節消退後不遺留痕跡，但新的損害可以陸續出現，多數伴有關節疼痛，在婦人經期或工作勞累後，常易誘發。

施治方法

一、內治法

【治法】清熱解毒，活血散結。

【方藥】涼血五根湯加味：茜草根、紫草根、赤芍、

川牛膝各 9g，瓜蔞根、板藍根、連翹、赤芩、銀花各 12g，白茅根 30g。

水煎，1 日 1 劑，分 2 次內服。

【加減法】發熱、頭痛、咽痛，加薄荷、荊芥、炒牛蒡子；關節疼痛，加鬼箭羽、金毛狗脊、千年健、羌活、獨活；結節頑固難以消退，加土貝母、檳榔、丹參、青皮；結節壓痛明顯，加玄胡索、製香附、製乳沒。此外，還可視病情酌服用以下方：

【方藥】小金丹：白膠香、草烏、五靈脂、地龍、製馬前子、乳香（去油）、沒藥（去油）、當歸、麝香、石墨炭。

【方藥】散結靈：白膠香、製首烏、五靈脂、地龍、木別子肉、乳香、沒藥、當歸、香墨、菖蒲。

【方藥】大黃䗪蟲丸：大黃、䗪蟲、乾漆、甘草、赤芍、生地、黃芩、桃仁、杏仁、虻蟲、水蛭、蠐螬。

二、外治法

1. 蟾酥丸，醋磨，塗搽，1 日 3～5 次。

2. 沖和散摻在消炎膏中敷貼，1 日 1 次。

✳ 第十七節　環形紅斑證治

環形紅斑是一種慢性復發性皮膚病，發病原因尚不明了。初起時為浮腫性紅斑或丘疹，邊緣逐漸向外擴展，發病部位不定，但以軀幹較多。

在武當道教醫藥書籍裡統稱為丹，但與何種丹接近，目前尚無定論。

病因病機

風熱外客肌膚，毒熱蘊蒸血分，透發而成。

辨證要點

常發生在軀幹部，極少數在面部。初起時為浮腫性紅斑或丘疹，邊緣逐漸向外擴展，中央凹陷成環形，病變互相融合可成花環狀高起發硬。

如果一部分吸收消退為弧形，有時有脫屑和輕度癢感，紅斑經過一至二週後消退，殘留暫時性的色素沉著，在舊的損害消退後，新的損害又可發生。損害常在炎熱夏天明顯加重，秋冬涼爽季節，則可自行緩解。

鑑別診斷

需與上述的多形性紅斑相鑑別。

施治方法

一、內治法

【治法】清熱化濕，活血退斑。

【方藥】化濕解毒湯：生苡仁、丹參、二花各 15g，藿香、佩蘭、鬱金、炒山梔、紫草各 9g，白茅根、冬瓜皮各 30g，綠豆衣 15g，甘草 10g。水煎，1 日 1 劑，分 2 次內服。

二、外治法

用清涼粉：六一散 120g，冰片 12g。外撲，一日數次。

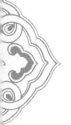

武當道醫外科臨證靈方妙法

❋第十八節　玫瑰糠疹證治

玫瑰糠疹是一種常見的皮膚病，俗稱母子癬。多見於成年人，以春秋兩季為多。本病可能與武當道教醫藥醫籍中所說的風癬等相接近。

病因病機

風熱蘊入肌膚，日久不散，鬱而化熱，熱灼傷津，血燥成瘡。

辨證要點

皮損好發於軀幹和四肢的近端部位，多數病人在發病前常有一較大的母斑，以腋線區和下腹區的左右兩側較為多見，數日以後，再會成批發出較小的子斑。皮損為不規則圓形玫瑰色的斑疹，約南瓜子大小，典型的中心略帶黃色，邊緣呈淡紅色，表面有糠秕樣鱗屑，微癢，在胸背部的皮疹長軸和肋骨相平行排列。

本病有自限性，四六週或更長時間，常可不治自癒。

施治方法

一、單驗方

1. 紫草 15～30g，小兒減半，水煎服，1 日 1 劑。

2. 野菊花、黃芩、丹皮、刺蒺藜各 9g，玄參、銀花各 15g，生地 30g，甘草 3g，水煎服，1 日 1 劑。

二、內治法

【治法】涼血，散風，清熱。

【方藥】涼血消風散加減：生地 18g、紫草 12g，丹皮、赤芍、黃芩、鬱金各 9g，焦山梔、蟬衣、甘草各 6g，荊芥炭 3g。水煎，1 日 1 劑，分 2 次內服。

【加減法】表證明顯，加炒牛蒡子、桑葉、薄荷；癢重，加鉤藤、苦參、白鮮皮、地膚子；大便乾結，加酒大黃、炒枳殼、瓜蔞霜、火麻仁；皮損主要見於下腹區及大腿內側，加杜仲、桑寄生、生苡仁；病程起過四週者，酌加化濕、祛風、涼血藥物，如丹參、白鮮皮、苦參、丹皮、靈仙、赤苓皮、土茯苓、槐花等。

【方藥】涼血五花湯：紅花 10g、雞冠花 10g、凌霄花 6g、玫瑰花 10g、野菊花 15g。

三、外治法

【粉劑】清涼粉：六一散 120g、冰片 12g，共研細麵混合均勻。外擦患處。

【洗藥】四黃洗劑：大黃、黃連、黃芩、大黃各 30g，共研細麵，水煎外洗。

四、針灸療法

【取穴】合谷、曲池、大椎、肩髃 、肩井、足三里。

【手法】每次選二至三個穴位，用中強度刺激，施瀉法，留針 10～15 分鐘。

✳ 第十九節　扁平苔蘚證治

扁平苔蘚是一種慢性炎症性皮膚病。有時可急性發

作。皮損好發在四肢或口腔、龜頭黏膜。基本損害為多角形紫紅色發亮的扁平丘疹，自覺有不同程度的癢感。

病因病機

脾虛濕邪不運，頑濕阻隔經絡，凝聚不散，或者風熱之邪搏入肌膚，鬱久耗血，營血不足，血虛生風化燥，皮膚失於濡養而成，或因陰虛肝旺，濕熱上壅，鬱成口瘡，下注結為陰瘡。

辨證要點

損害常侷限於某一部位，如肢端、口腔或龜頭黏膜，少數泛發全身，基本皮疹為三角形，或多角形，紅色，或紫紅色，或皮色扁平堅實的丘疹，有蠟樣光澤，或肥厚性粗糙損害，密集成片，或帶狀分佈，自覺有不同程度的瘙癢。

臨床上根據不同皮損形態，可分為帶狀（多見於四肢）、環狀、肥厚性、硬化萎縮性等數種。

鑑別診斷

應與下列疾病相鑑別：

1. 神經性皮炎好發在頸部及四肢屈伸側，患處皮膚呈癬樣變和陣發性劇癢。

2. 皮膚澱粉樣變多發於四肢伸側，特別是小腿，為顯著高出皮膚表面的褐色丘疹，密集而分散排列，剛果紅試驗為陽性。

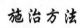

施治方法

一、內治法

按照損害的分佈和病程的長短，分型施治。

（一）濕熱型

【主證】損害主要在口腔、女陰、龜頭、下肢等處，扁平丘疹，堅實飽滿，略帶灰暗色，自覺瘙癢，脈象弦數或濡數。

【治則】清熱化濕，佐以活血。

【方藥】萆薢滲濕湯加減：萆薢、赤芍、蒼白朮、大青葉、澤瀉各 9g，赤茯苓、赤石脂、丹參、車前子、車前草各 12g，冬瓜皮、生苡仁各 30g，黃芩 5g。水煎，1 日 1 劑，分 3 次內服。

【加減法】口腔黏膜損害為主，加金蓮花、雀金花、玄參、天冬、麥冬，去萆薢；損害泛發，加殭蠶、蟬衣；女陰、龜頭黏膜損害為主，加炒杜仲、炒膽草、枸杞子；損害有大疱，加漢防己、赤小豆、茯苓皮、蒼朮皮。

（二）血虛風燥型

【主證】病程較長，皮疹有融合傾向，瘙癢難忍，脈象細數。

【治則】養血息風，潤膚止癢。

【方藥】地黃飲子加減：當歸、殭蠶、白芍各 9g，乾地黃、鬼箭羽、夜交藤、丹參各 12g，雞血藤、生龍牡（先煎）、刺蒺藜各 15g，生赭石（先煎）、珍珠母各 30g。服法同上。

二、外治法

扁平苔蘚發生在口腔黏膜者，可選用下面三方：

1.養陰生肌散：牛黃、麝香各 0.3g，青黛、煅石膏、兒茶、西月石、黃柏、膽草各 6g，薄荷 3g，研麵，外搽患處，一日三五次。

2.犀牛黃 0.3g，冰片 1.5g，黃連 3g，硼砂、玄明粉各 4.5g，共研極細粉末，和勻，外塗患處，每日 3 次。

3.冰片、硃砂各 6g，玄明粉 15g，硼砂、白糖各 9g，共研極細末，香油調膏，外塗患處，每日 3 次。

※ 第二十節　帶狀疱疹證治

帶狀疱疹是由病毒引起的急性炎症性皮膚病。臨床表現主要為成簇的水疱，沿身體一側的皮膚周圍神經分佈，伴有神經痛。武當道教醫藥稱為纏腰火丹、甑帶瘡、火帶瘡、蛇丹、蜘蛛瘡、蛇串瘡等。春秋季發病較多，患過本病後很少復發。

病因病機

肝火妄動，或肺脾濕熱蘊蒸，竄走皮膚而發。若發於頭面部者，多數是風火相煽，疼痛較為劇烈。

臨床表現

老年人和青年人較多發生。病起突然或先有痛感，有時痛感與水疱並現，有的先見皮損而後疼痛，皮疹沿外圍神經單側分佈，常見於腰肋部，其次為面部、胸部，偶有

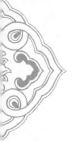

對稱發生。局部損害出現在潮紅的皮膚上，丘疹很快變為群集性高粱米大小的發亮水疱，纍纍如串珠，聚集一處或數處，排列成帶狀，疱群之間皮膚正常，疱液初為透明，五六天後轉為渾濁，間有出血或化膿的現象，伴有局部淋巴結腫大，病程二週左右，可以自癒。

但有時疼痛可以持續 1～2 個月，甚至更長的時間，這種現象，常見於老年患者。臨床上又據皮疹不同分為：頓挫性帶狀疱疹（僅出丘疹無水疱），壞疽性帶狀疱疹（皮疹中心壞死，結有黑褐色痂皮），泛發性帶狀疱疹（皮疹遍延全身，病勢進行不止）。

施治方法

一、單驗方

1. 柿子汁，搽患處，一日三四次。

2. 地龍末，用涼開水調勻塗搽患處。疱疹已破流水者，搽淨黃水，撲上乾粉。

3. 苧麻根，熬水外洗，亦可外敷。

4. 赤豆粉，滑石粉各 30g，柿油 45g。調勻，塗患處。

5. 蛇床子，焙乾研末，茶油調敷。

6. 青黛 30g、蜈蚣 3 條、雄黃 10g。上藥研細末，醋調為膏，外敷患處。

7. 韭菜地裡鮮地龍 100 條，白砂糖 50g，青黛 6g，雄黃 4g，冰片 4g。

將地龍洗淨泥土，放水杯內加入白糖，待地龍水液全出，變成硬棒時，取出地龍，留下藥液加入上三味藥的極

細麵，調勻後，外擦患處，或製紗條濕敷。

二、內治法

（一）熱盛型

症見皮損紅暈，灼熱疼痛明顯。

【治法】清瀉肝火，化濕解毒。

【方藥】龍膽瀉肝湯加減：炒膽草 9g、焦山梔 9g、黃芩 9g、車前子 9g、甘草 9g、澤瀉 9g，生地 12g、丹皮 6g、木通 6g、連翹 15g。水煎，1 日 1 劑，分 3 次內服。

（二）濕盛型

症見損害有水疱、膿疱，或糜爛，亦有疼痛。

【治法】健脾利濕。

【方藥】除濕胃苓湯加減：蒼朮、陳皮、炒白朮、甘草各 6g，炒枳殼、厚朴、黃柏、澤瀉各 9g，赤苓 12g。

水煎，1 日 1 劑，分 3 次內服。

【加減法】高熱，加生玳瑁 9g，或生石膏 30～60g，煎汁代水再煮群藥；疼劇，加鬱金、延胡、丹參、乳香、沒藥；癢甚，加白鮮皮、鉤藤；發於顏面部，加杭菊花、霜桑葉；侵犯眼部，加穀精草、草決明、石斛夜光丸；發於下肢，加川牛膝；發於腰部，加杜仲或川續斷。

還可酌服板藍根、大青葉各 30g，煎汁代茶飲；或板藍根注射液 5ml，肌注，每日一至二次。

三、外治法

1. 鮮蘆薈搗爛外敷，或加少許梅片、珍珠粉，效果更佳。

2. 七葉一枝花，磨醋外搽。

3. 水疱破後用青黛敷：青黛 10g、滑石 20g、黃柏 10g、輕粉 6g。共研極細末，油調敷，有壞死的加用九一丹，每日換藥 1 次。

4. 遺留明顯神經痛，可以用蜈蚣 10 條、雄黃 20g、大黃 30g。上藥共研細麵，用凡士林調成 30%軟膏，外敷在患處，加壓包紮，有通絡止痛作用。

四、針灸療法

1.圍攻刺法：

取 30～32 號（即 3～4 吋）毫針。呈 30°角度，沿皮損區的四周斜刺，捻轉，留針 30 分鐘，1 日 1 次。

2.取穴刺法：

【主穴】曲池、身柱、陽陵泉、三陰交。

【配穴】皮損在眼瞼區加刺太陽、頭維、陽白。

皮損在面顴上，加刺四白、睛明、下關；皮損在下頜區，加刺頰車、地倉、大迎；皮損在腋窩區，加刺肩貞、極泉；皮損在臍上區，加刺曲池、合谷；皮損在臍下區，加刺足三里。

3.皮下循根刺法：

尋找原發病灶，從原發病灶進針，循著病灶發展部位，在皮下將針刺到所需治療部，這時針向前進時，可以感到針尖能刺斷一些皮膚與肌肉內相連的纖維。一般視病灶大小、病灶多少來決定用針的長短和多少。一般只刺 1～3 次即可痊癒。

五、耳針療法

針肝區、神門，每日 1 次，有顯著的止痛效果。

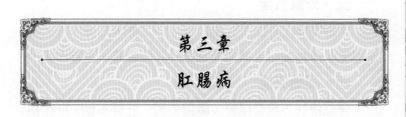

第三章

肛腸病

※ 第一節　內痔證治

內痔是位於齒狀線以上，直腸下端的黏膜下層，其表面覆蓋黏膜的腫塊。它以便後出血或肛內有腫塊脫出肛外，引起肛門腫痛為主要症狀的一種肛腸疾病。由於它患病的輕重程度不同，臨床上常將內痔分為四期。

武當道教醫藥根據《黃帝內經》一書記載：「筋脈橫解，腸澼為痔」的觀點，很早對「痔」就有深刻的認識，並作了較為全面研究與探討，特別是在治療方法方面，研製的武當秘製藥線療法對痔的治療，其效果優於其他同類方法。

病因病機

一、飲食不節

平素飲食無規律，過飲醇酒，損傷脾胃，以致運化失職，濕熱內生，下注肛門，筋脈橫解而發痔。

二、大便秘結

素體內有濕熱，日久化燥，灼傷陰絡，腸胃燥結，腑氣不通，便秘難下，用力努掙，損傷肛門脈絡，發為本病。

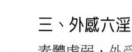

三、外感六淫

素體虛弱，外受風、濕、燥、熱之邪，灼傷津液，胃燥腸乾，津枯便秘，氣血濁氣結於肛門脈絡，發為本病。

四、臟腑失調

鬱怒傷肝，房勞傷腎，臟腑失調，肝腎不足，肝火暴亢，一則木火刑金，肺氣閉而大腸傳導失職，濕熱下注肛門，再則木剋脾土，運納失職，食積與濕熱相合，久則下注，傳至魄門下極之所，無所出路，結於肛門而發病。

五、其他因素

遺傳、肺虛、臟腑失調、產育過多、久瀉、久痢均可引起本病。

痔的發病原因較多，雖病位在直腸下端，但實與臟腑病變，特別是與肺、脾、大腸等臟器有關，其病機多因濕熱下注，經絡阻隔，血脈瘀滯，筋脈橫解，經脈氣血俱滯而發病。

辨證要點

一、一期內痔

痔不脫出，直腸黏膜無明顯改變，只是在肛門鏡下可見，僅有孤立的黏膜隆起，有時大便帶有鮮血，沒有疼痛及其他症狀。

二、二期內痔

大便時肛內有腫塊脫出，便後可以自行回覆於肛內，肛門有時有墜脹感，有時大便帶鮮血，肛門鏡下可見櫻桃樣黏膜腫塊。

三、三期內痔

大便時肛門有腫塊脫肛外，便後不能自行回覆於肛內，但用手幫助推復，可以還納入肛內，平時排便不暢，有大便排不盡的感覺。由於肛內有內痔脫出，可引起肛門潮濕，瘙癢，肛門鬆弛，用手向外牽拉肛門緣皮膚，則可見到內痔。有時便帶鮮血。

四、四期內痔

腹壓增加時，如遠行、負重、噴嚏、下蹲時，內痔即可能脫出肛外。由於內痔經常脫出，造成肛門鬆弛，內痔經常脫出引起肛門發炎、水腫、破潰、糜爛，反覆摩擦造成內痔結締組織增生，致使黏膜肥厚、質硬，併發外痔，引發內痔嵌頓。

鑑別診斷

一、肛 裂

肛裂是肛管皮膚被乾燥糞便或其他原因撕破所致，主要表現為大便乾燥時肛門疼痛、出血，尤以肛門疼痛為其區別點。

局部檢查：肛管前或後正中位皮膚有潰瘍或裂痕。

二、直腸息肉

內痔與直腸息肉均可發生間斷性便血或脫垂，但直腸息肉便血多附在糞便表面或與糞便混雜在一起，脫出物呈草莓狀，伴有蒂。

指診檢查：息肉質硬，活動度好。而內痔質柔軟，脫出時常伴外痔外翻，無蒂。

三、直腸癌

內痔與直腸癌均發生便血，但直腸癌常伴有黏液便，黏液血便一日數次，病情嚴重時大便困難。

直腸指診：可觸及到直腸腫物，質硬，表面高突不平為其特點。

施治方法

一、內治法

（一）風傷腸絡證

【主證】大便帶血，滴血或噴射狀出血，血色鮮紅，或伴有肛門瘙癢，脫出的痔核鮮紅，便乾秘澀，口乾舌燥，舌淡紅，苔薄黃脈浮數。

【治則】清熱祛風，潤腸通便。

【方藥】槐花散加減：槐花 10g、側柏葉 10g、荊芥穗 12g、枳殼 10g，生地 15g、地榆炭 10g、大黃 4g。

成藥可用麻仁丸。

（二）濕熱下注證

【主證】便血色鮮，量多，便時痔脫出肛外，色紫赤潮濕，肛門灼熱墜脹，大便不爽，小便黃，舌淡紅，苔黃膩，脈滑數或弦數。

【治則】清熱利濕。

【方藥】止痛如神湯加減：秦艽 12g、桃仁 10g、檳榔 10g、黃柏 10g、蒼朮 10g、熟軍 6g、皂角 8g、當歸 12g、澤瀉 12g、防風 10g、火麻仁 8g。

成藥可用龍膽瀉肝丸。

（三）氣滯血瘀證

【主證】便時痔脫垂，或嵌頓而不能復位，肛管緊縮，墜脹疼痛，嚴重時肛緣水腫，皮下形成血栓，觸痛明顯，排便困難，舌質暗紅，苔黃，脈弦澀。

【治則】活血、理氣、止痛。

【方藥】涼血地黃湯：生地 12g、當歸 10g、槐角 8g、黃連 8g、甘草 8g、升麻 8g、天花粉 10g、赤芍 15g、枳殼 10g、黃芩 10g、荊芥 10g、地榆炭 12g。

成藥可用地榆槐角丸。

（四）脾虛氣陷證

【主證】肛門墜脹，肛內痔脫出，常需手法復位，便血色淡量多，可出現貧血，面色少華，頭昏神疲，少氣懶言，納少便溏，舌淡胖，邊有齒印，苔薄白，脈弱。

【治則】健脾益氣。

【方藥】黃蓍健中湯加減：黃蓍 20g、白芍 12g、桂枝 10g，甘草 10g、升麻 8g、當歸 10g、側柏炭 10g、大棗 4 枚、生薑 3 片。

成藥可用補中益氣丸。

二、外治法

（一）薰洗法

此法適用於各期內痔。方選袪毒湯：黃連、黃芩、連翹、赤芍、枳殼、大黃、苦參、黃柏、槐花各 15g。藥物加水煮沸，先薰後洗。有活血消腫、袪瘀止痛之功。

（二）外敷法

此法適用於各期內痔、痔核脫出，出血。常用方為四

黃膏，即黃連、黃芩、黃柏、大黃各等份，共研細麵，凡士林調膏。九華膏，即滑石 60g、月石 90g、龍骨 120g（水）、川貝 18g、冰片 18g、硃砂 18g，凡士林調為 20%的軟膏。

【使用方法】洗淨患部，將藥膏敷於患處。有消腫清熱、止痛止血作用，可使痔核縮小，潰瘍面癒合。

（三）塞藥法

適用於各期內痔及內痔出血，常用方為複方痔瘡栓。

【用法】洗淨患部，將藥栓塞入肛內，達到清熱解毒，消腫止痛、止血生肌的目的。

三、枯痔法

（一）枯痔釘療法

現在一般採用無砒藥釘，如七仙條、二黃枯痔釘等。

【適應症】各期內痔。

【禁忌症】兼有各種急性病，嚴重的慢性病，外痔，肛門直腸的急性炎症，腹瀉和妊娠期患者，均不宜使用。

【操作方法】患者取側臥位或截石位，充分暴露肛門，然後翻出痔核於肛外，距齒線 0.3～0.5cm 處，與腸壁成 15°～45°角，將枯痔釘旋轉插入黏膜下痔核中心，深約 1cm。插完釘後，剪去留在痔表面釘的剩餘部分，使釘外露 1～2mm。太短易引起插口出血，不易固定，太長則易損傷對側腸壁。而後將痔核回納肛內。

同法處理其他痔核，一次最多處理 3 個痔核。每次插釘完畢，同時注入四黃膏或九華膏，一般 7 天左右痔核萎縮脫落。

（二）枯痔散療法

【適應症】嵌頓性內痔。

【禁忌症】同枯痔釘療法。

【敷藥方法】取側臥位，肛門局部常規消毒，洗必泰或 0.1%新潔爾滅消毒嵌頓痔脫出的痔體。用竹籤挑糊狀枯痔散敷蓋痔核表面（無須太厚，只要均勻地全部敷上），無菌紗布固定。

【注意事項】

①敷藥時應先從痔的根部、深部自上而下開始，不要遺漏小的內痔。痔與痔的間隙也要納入藥物送入，否則此處的痔不易枯死。

②敷藥時要細心，動作輕柔，防止掛破痔核黏膜，引起出血。

③敷藥後要經常清洗流向四周的分泌物，以免分泌物中的藥物刺激皮膚，引起濕疹。

【治療過程】一般可分為枯萎（壞死）、脫落和修復 3 個階段。

枯萎（壞死）階段：

敷藥 1 次後痔核黏膜由鮮紅轉為紫紅色，經過 2～3 次後（隔日敷藥 1 次），痔核向周圍漫腫，肛門水腫增重，痔核全部脫出肛外，比原痔核大 1/3～1/2。色澤先轉為淡白，再轉為紫暗色，最後漸呈褐色。可有大量黏液性分泌物，或淡紅色血水滲出，經過 5～6 次敷藥後，痔漸呈豬肝色或黑色，且漸乾硬，分泌物亦減少，終至痔核完全硬化而變黑，此時枯萎過程結束。

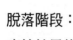

脫落階段：

痔核枯黑後，已是乾枯壞死組織的分離期，可見暗紅色血水樣分泌物滲出，伴有腥臭味。痔核逐漸與正常組織分離，表示痔將脫落。此時不可人為剝離，以免引起出血。任其自然脫痂，分離後創面改用生肌玉紅膏換藥。

癒合階段：

痔核分離脫落後，傷口逐步癒合。當最後一部分完全分離後，創面只剩原患部面積的 1/3 左右。此時排便時，可有少許出血和疼痛，經 1 週時間換藥，創面可完全修復，局部症狀也隨之消失。

枯痔療法的整個療程，從枯痔到癒合，嵌頓性內痔需 10～17 天。從臨床的效果看，不主張痔核過早脫落，因為痔核枯黑，痂皮在枯痔部位表面可以起到保護健康組織作用，免除外界對傷口黏膜的摩擦，這樣待痔核脫落時，所在部位傷口可癒合 50%。如痔核脫落後傷口瘙癢，可用甘草煎濃汁敷洗。

四、套紮療法

【**適應症**】適用於 I、II 期內痔體積較小者。年老體弱及合併全身慢性疾病，如貧血、肺結核、心臟病、高血壓等，可酌情採用。如痔發生炎症、水腫，可緩行施治。一般無禁忌。

【**套紮方法**】藉助器械在肛門鏡下將膠圈套至內痔基部。取側臥位，肛門局部常規消毒，用鉗夾起內痔，將膠圈套入痔基部。使用吸引套紮器，抽吸後套管內形成負壓，痔體慢慢自行進入，將膠圈套入痔基部。術後每日用

九華膏、複方痔瘡栓納入肛內至痊癒。

【操作要點】

①牽拉套紮時有兩個重要環節：一是如何將膠圈順利套入痔基底部，這是操作過程的重點。主要靠正確合用套紮器和輔助器械來完成。二是套紮後痔核枯死與否，這是治癒的關鍵。主要靠膠圈緊縮絞勒的能力，即環的張力。膠環張力的大小主要取決於環的彈性。

②一次套紮與分次套紮：一次套紮還是分次套紮主要取決於患者的自身情況。分次套紮痛苦少，套紮後即可工作或僅需短時休息，但療程較長。每一次套紮後，因套紮間隔期限於 7～10 天，首次結紮痔核已枯脫，但創面未癒，窺鏡擴張造成的損傷可導致刺激創面，除可引起痛苦外，還可增加繼發出血的可能。如結紮間期較長，則延長整個療程。一次結紮雖較分次結紮痛苦大，但避免了分次結紮時窺鏡置入之痛苦以及窺鏡進入肛門造成的損傷引起繼發出血。但年老、體弱及有合併全身慢性疾病者，可酌情採用延長套紮間隔期的分次結紮法。

③膠圈應紮於齒線上 2～3mm 處，如有必要須臨近齒線時，可作止痛處理。

④本療法痛苦較輕，如發生疼痛、墜脹、便血及排尿困難時，可按常規方法處理，如繼發性出血，應及時給予止血處理。

五、武當秘製藥線結紮療法

【適應症】中、晚期內痔。

【禁忌症】參考枯痔療法。

【操作方法】取側臥位或截石位，肛門局部常規消毒，局部麻醉後，使內痔充分暴露於肛門外，用彎鉗夾位痔核基底部，在齒線處剪開一小口，用武當秘製藥線在鉗下結紮，或用圓針貫穿痔基底部中點 2 次，進行「8」字形結紮。其他痔核用同樣方法結紮。肛內放油紗條，紗布固定。

【注意事項】結紮痔核時應先小後大。縫針穿過痔核基底部時，不可穿入肌層，以免引起肌層壞死。術後當天禁排便，如便後痔核脫出，應立即還納肛內，避免因水腫而加劇疼痛。

術後 7～14 天為痔核脫落期，囑病人盡量減少活動。大小便時不宜用力努掙，以防止引起大出血。

六、注射療法

消痔靈注射法如下：

【適應症】各期內痔及內痔出血。

【禁忌症】參考枯痔療法。

【操作方法】取側臥位，肛門局部常規消毒，局部麻醉後，在肛門鏡下行內痔局注射。早期內痔注射於痔的黏膜下層，中、晚期內痔按四步注射法進行。第一步注射到內痔上方黏膜下層動脈區，第二步注射於內痔黏膜下層，第三步注射於痔的黏膜固有層，第四步注射於齒線上方痔底即黏膜下層洞狀靜脈區。

【常用量】早期內痔，每個痔區注入原液 2～4ml。中、晚期內痔，用 1%普魯卡因稀釋原液成 1：1 濃度（1份消痔靈加 1 份普魯卡因），或 2：1 的濃度（2 份消痔

靈加 1 份普魯卡因）。根據痔核的大小，每個內痔注射液 8～13ml，總量為 20～40ml。

七、火針療法

【適應症】內痔、內痔出血。

【操作方法】取左側臥位，肛門部常規消毒，局部麻醉後，將內痔部分翻出，取火針在酒精燈上燒紅，在痔核中間刺入 0.5cm 拔出，每個痔核刺 3～5 處，每個刺點間隔 0.3～0.5cm。其他痔核用同樣方法治療。術後每日用九華膏、複方痔瘡栓納入肛內，至痊癒。

【注意事項】

①動作迅速：要求火針在刺入痔核時要快，在針刺入 0.5cm 時要迅速退針。即進針快，退針快，不宜在痔核中停留。

②進針不宜過深，以免灼傷肌層，不易引流，造成感染，形成黏膜下膿腫。

③出血的處理：內痔經火針刺後，有時可即刻出現腫大或出血，此時不可在肛外止血，應即時還納內痔，使括約肌鬆弛，出血即可自止，以免給患者帶來不必要的痛苦。

八、針刺療法

主要用於早期內痔。

【主穴】長強、承山、八髎。

【配穴】會陰、足三里、三陰交、大腸俞。

【手法】根據證型，採取「實則瀉之」「虛則補之」的原則，濕熱甚者，用瀉法，脾氣虛弱者，用補法。

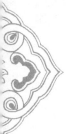

九、挑痔療法

主要用於早、中期內痔。挑治療法治療肛門疾病，目前採用痔點挑治、穴位挑治等法。

（一）痔點挑治

一般在背部脊柱兩側偏於腰骶部尋找痔點。其特徵為形似丘疹，稍突起皮膚表面，如針頭或小米粒大小，圓形，略帶光澤，顏色可為灰白、棕褐色或淡紅色不等，壓之不退色。

有時背部可同時出現二三個痔點，應選用其中明顯的一個，痔點越靠近脊柱，越靠下，效果越好。

（二）穴位挑治

可選用腎俞、大腸俞、上髎、次髎、中髎、下髎、長強等穴。

【注意事項】

①挑治時針尖應在原口出入，不宜在傷口亂刺。

②挑治後短時應避免重體力勞動。

③孕婦、患嚴重心臟病者禁挑。

護理預防

1. 飲食有節，多食蔬菜水果，禁忌生冷辛辣，忌飲酒。

2. 起居有常，工作勞逸結合，從事久站、久坐工作者，應適時變換體位。

3. 按時蹲廁，保持大便通暢。

✳ 第二節　外痔證治

武當道教醫藥所稱的外痔是以肛門外異物感、腫疼為特點的一種肛門疾病。

現代醫學中的結締組織性外痔、炎性外痔、血栓性外痔、靜脈曲張性外痔，均可按本病辨證論治。

病因病機

一、濕熱瘀滯

素體虛弱或素積濕熱，又酒色過度，外傷風濕，以致濕熱之毒內蘊，濁氣瘀血流注肛門而致本病。

二、血熱瘀阻

內熱血燥，或便時努掙，或用力負重，以致內熱迫血下侵，瘀結不散，脈絡受損，瘀滯不通，結積成塊而成。

三、產育過多

婦女產育過多，氣血不調，濕熱瘀血迫注於肛門所致。

辨證要點

1. 兒童、成人均可發病，尤以成人為多見。

2. 發病與過食辛辣食物、飲酒、便秘、妊娠、勞累有關。

3. 肛門緣發生皮贅樣腫塊，行走時有異物感，質地柔軟，常為結締組織外痔，如發炎則疼痛加劇，壓痛明顯，表面水腫，多為炎性外痔。

4. 肛周皮下突發青紫腫塊，觸痛明顯，患者行動受限，多見血栓性外痔。

5. 排便久蹲，肛緣皮膚有柔軟青紫色團塊隆起，可伴有墜脹感，團塊按壓時消失或縮小，多見靜脈曲張性外痔。

鑑別診斷

一、肛門乳頭瘤

外痔與肛門乳頭瘤均為發生在肛門部的腫物，肛門乳頭瘤發生在直腸與肛管交界的齒線部位，表面為移行上皮，色蒼白，有蒂，常在排便時脫出肛外。而外痔於齒線以下，表面為覆層鱗狀上皮，無蒂，常伴有內痔的發生。

二、肛門濕疣

外痔與肛門濕疣均發生在肛周皮膚，但濕疣為柔軟突起如蕈狀物，表面粗糙、潮濕，常擴大成片，肛門部發癢是其特點。

施治方法

一、內治法

（一）氣滯血瘀證

【主證】肛緣腫物突起，排便時可增大，有異物感，伴脹痛，局部可觸及皮下有硬性結節，大便乾燥，舌暗，苔薄黃，脈弦澀。

【治則】活血理氣，清熱止痛。

【方藥】方用涼血地黃湯：生地 12g、當歸 10g、槐

花 10g、黃連 10g、甘草 8g、升麻 10g、天花粉 10g、赤芍 15g、枳殼 10g、黃芩 10g、荊芥 10g、地榆炭 12g。

瘀痛甚者加元胡 8g，白芷 10g，祛瘀止痛。

（二）濕熱下注證

【主證】肛緣腫物隆起，灼傷脹痛，表面潮紅，便乾或溏，舌紅，苔薄黃，厚膩，脈滑數。

【治則】清熱祛濕。

【方藥】萆薢滲濕湯化裁：萆薢 12g、生苡仁 15g、丹皮 10g、黃柏 10g、茯苓 10g、澤瀉 10g、木通 6g、滑石 20g、梔子 8g。成藥可用二妙丸。

（三）脾虛氣陷證

【主證】肛門緣腫物隆起，行走或勞累時加重，肛門墜脹，似有便意，神疲乏力，納少便溏，舌淡，體胖，苔薄白，脈細弱。

【治則】健脾益氣。

【方藥】補中益氣湯：黨參 20g、炒白朮 10g、黃耆 15g、甘草 8g、當歸 12g、陳皮 10g、升麻 10g，柴胡 8g。

二、外治法

（一）薰洗法

此法用於各種原因導致的肛門腫痛，方選祛毒湯。藥物加水煮沸，先薰後洗，具有活血消腫止痛功效。

（二）外敷法

此法用於各種原因導致的肛門局部腫痛。常用藥為四黃膏，具有清熱、解毒、消腫之功。

三、單方驗方

1. 食鹽 30g、花椒 10g，加水煮沸 5 分鐘，薰洗，具有活血化瘀、消腫止痛之功。

2. 槐枝、柳枝各 250g，鮮者可適當加量，上藥切成段，煎洗薰洗患處。對外痔水腫、血栓外痔等，具有解毒消腫、祛風止痛之功。

3. 朴硝 30g、枯礬 5g，煎湯坐浴，具有消腫止痛、固脫之功。

四、手術療法

（一）外痔切除法

（為臨床治療外痔的常用方法之一）

【適應症】外痔較重者。

【操作方法】取側臥位，肛門常規消毒，局麻後在皮贅處做一棱形切口，將皮贅沿肛緣切除，修剪皮瓣，放入生肌玉紅膏紗條，加壓固定（其他外痔可用同樣方法將其切除）。術後給予玉紅膏每日換藥，或用中藥坐浴治療，至痊癒為止。若有創面水腫疼痛者，應對症處理。

（二）外痔剝離縫合術

【適應症】靜脈曲張型外痔。

【禁忌症】同內痔枯痔療法。

【操作方法】取側臥位，2%利多卡因 20ml 低位骶管麻醉，肛門局部常規消毒，沿靜脈曲張的外側緣兩側作一弧形切口，切開皮膚及皮下組織，用彎剪刀沿切口皮下向肛管方向剝離靜脈叢，直至內外括約肌之間，將靜脈叢全部剜除，電凝或結紮止血，創口可放置橡皮片引流，用絲

線間斷縫合皮膚。

其他部位用同樣方法將外痔靜脈叢剝離後切除縫合。酒精消毒皮膚，無菌紗布加壓固定。術後 1～2 天觀察或更換敷料，24 小時拔引流條，5～7 天拆線。如有感染則提前拆線，每日常規換藥至痊癒。

（三）血栓痔剝離術

【適應症】血栓較大，無繼續出血傾向，經保守治療症狀無明顯好轉者。

【操作方法】取側臥位，肛門局部常規消毒，局部麻醉後，在血栓表面作一小切口，切開皮膚可見到紫紅色血栓的包膜，用彎鉗提起創緣皮膚，彎鉗或蚊式鉗沿皮下與血栓包膜之間作鈍性分離，完全游離血栓，取出血栓後切除多餘的皮膚，止血，玉紅膏紗條納肛，無菌紗布加壓固定。術後每日便後溫水坐浴，玉紅膏紗條常規換藥至痊癒。

（四）血栓擠出術

【適應症】血栓不大，自覺症狀嚴重者。

【操作方法】取側臥位，肛門局部常規消毒，局部麻醉後，用彎剪在血栓中心部剪開皮膚及血栓，即可見到紫黑色的凝血塊，用拇指和食指從血栓的底部向切口方向用力擠壓，將全部凝血塊擠出，血栓外膜不作處理，然後重複擠壓 1 次，無凝血塊後，修剪對好切口皮膚，玉紅膏紗條納肛，無菌紗條固定。術後第 2 天複查創口有無瘀血，如有瘀血即將創口分開，讓瘀血流出。每日便後溫水坐浴，常規換藥至痊癒。

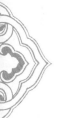

護理預防

1. 忌食辛辣，多食蔬菜水果，忌醇酒厚味。
2. 定時蹲廁，保持大便通暢。
3. 便後溫水清洗，保持肛門清潔。
4. 術後注意休息，減少活動，防止出血。

✳ 第三節　混合痔證治

混合痔武當道教醫藥稱「內外痔」，是以肛門腫痛、便血、痔核脫出為特點的肛腸疾病。

病因病機

本病的病因、病機與內痔、外痔相同。皆因內痔或外痔經久治未癒，病症隨之逐漸加重而成。

具體請參考內痔、外痔部分。

辨證要點

1. 四季均可發病，成人多見。
2. 便血。便時肛門部出血，色鮮紅，尤以便秘時症狀為重。
3. 疼痛。一般混合痔不疼，但其外痔部分發炎時則可引起疼痛，若內痔部分脫出嵌頓則產生劇痛。局部檢查：肛緣有突出的痔組織，用力時痔核變大，部分伴內痔黏膜脫至肛外。
4. 脫垂。早期一般無脫垂症狀，當混合痔發展嚴重，

可出現內痔部分脫垂，肛管外翻，甚者勞累、咳嗽均可發生脫垂症狀，復位困難。

5.肛門部潮濕不適。痔脫垂時，分泌物常溢出肛外，刺激皮膚產生潮濕不適症狀。檢查時可見肛周皮膚皺褶肥厚，色素減少，伴有皮炎症狀。

6.病情嚴重，可出現貧血，消化不良，神疲乏力等全身症狀。

混合痔應與肛裂、直腸息肉、直腸癌、直腸脫垂相鑑別。（詳見有關章節）

辨證施治

混合痔是痔核發生在齒線上下的疾病，具有內痔和外痔雙重性質的特點，因此，在治療上一般可參考內、外痔有關治療方法，如內服、外用藥、針刺等。但手術療法有所區別。

一、外痔切除、內痔注射術

【適應症】外痔輕者，內痔屬早、中、晚期患者。

【禁忌症】同內痔注射療法。

【操作方法】取側臥位，肛門局部常規消毒，局部麻醉後，將外痔部分用血管鉗輕提起，沿肛緣剜除，修剪皮瓣。其他外痔用同樣方法切除。內痔部分按四步注射法行消痔靈注射。術後每日便後溫水坐浴，生肌玉紅膏常規換藥至痊癒。

二、外痔切除、武當秘製藥線結紮術

【適應症】混合痔內痔屬中、晚期患者。

【禁忌症】同內痔武當秘製藥線結紮術。

【操作方法】取側臥位，肛門局部常規消毒，局部麻醉後用血管鉗將外痔提起，做一棱形切口，將外痔部分剝離至齒線處，用彎鉗將外痔及內痔的基底部夾住，用圓針武當秘製藥線從內痔基底部中心貫穿，做「8」字結紮，翦除外痔及部分內痔，修剪皮瓣。然後用同樣方法處理其他混合痔。

查無出血，玉紅膏紗條納肛，無菌紗布加壓固定。術後處理同外痔切除、內痔注射術。

三、混合痔注射明礬液壓紮術

【適應症】外痔較小的混合痔。

【操作方法】取側臥位，肛門局部常規消毒，麻醉後消毒腸腔，用中彎鉗自混合痔基底部將痔體夾住，在鉗上的痔核內注入 15%明礬液，使痔核充盈，表面變蒼白，然後退針。

另用兩把中彎鉗依序交替將注射後的痔組織徹底夾扁。再用剪刀沿中彎鉗下方外痔基底部剪開至肛管中部，最後用 10 號絲線將殘留的痔組織一併結紮之，徹底止血，局部用止血散外敷，外用消毒紗布加壓固定。術後每日用生肌玉紅膏換藥 1 次，至傷口痊癒。

護理預防

1. 忌食辛辣食物、醇酒厚味，多食水果蔬菜。
2. 養成定時蹲廁的習慣，保持大便通暢。
3. 痔合併炎症時要少活動，以免加重病情。

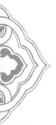

4. 術後便後溫鹽水坐浴，保持局部清潔。

5. 術後盡量臥床休息，減少活動，防止創面出血。

✳ 第四節　肛竇炎證治

肛竇炎是指發生在肛竇、肛門瓣的急慢性炎症，又稱隱窩炎，是以肛門不適、潮濕、瘙癢為主症的一種肛門疾病。

病因病機

本病多因過食醇酒厚味肥甘之品，濕熱內聚，流毒下注肛門，肛門氣血失調，或飲食不節，多食溫燥之品，熱毒結聚肛門，或腸燥便秘，久忍大便，大便乾結，肛門肌膚破裂，復感毒邪，肛門氣血不暢；或濕熱致病，日久損傷陰精。

或素體陰虛，又生濕熱，或勞頓怒傷，房事不節，陰精虧虛，濕熱乘虛下注肛門，肛門氣血紊亂；或先天稟賦不足，後天失調，憂思鬱結傷損脾氣，中氣不足，氣虛下陷，失於攝納而致。

辨證要點

1. 成人多發。

2. 肛門墜脹，有時有灼熱感，便時症狀加重，便後好轉。肛門潮濕，有分泌物溢出肛外，味腥。

3. 肛門鏡檢查，可見齒線部肛隱窩紅腫，感染嚴重時，紅腫中心部位有白色膿點。

鑑別診斷

一、肛裂

肛竇炎與肛裂均在便時發生肛門疼痛，但肛竇炎疼痛輕，多為墜脹隱痛，肛管部無裂口為其區別點。

二、肛門濕疹

肛竇炎與肛門濕疹均有肛門潮濕不適，但肛竇炎皮損輕，無濕疹引起的丘疹狀改變，以肛管齒線部墜脹隱痛為其特點。

三、內痔

肛竇炎與內痔均有肛門部不適感，但內痔以常伴有間斷性便血，肛鏡檢查齒線隱窩無紅腫為區別點。

施治方法

一、內治法

（一）濕熱下注證

【主證】肛門墜痛，便時加重，肛周有黏液，大便次數增多，有排便不盡之感，小便短赤，舌紅，苔薄黃，脈滑或弦。

【治則】清熱利濕。

【方藥】黃連解毒湯加減：黃連 8g、黃柏 10g、梔子 10g，腹瀉者加白頭翁 12g、雙花 10g、澤瀉 10g。成藥可用加味香連丸。

（二）肛門熱毒證

【主證】多見於急性感染期。肛門疼痛，伴灼熱感，

肛門部有味腥的分泌物流出，肛鏡下見肛竇紅腫，中心部分有膿性分泌物，大便乾燥，小便黃，身熱，口乾咽燥，舌紅，苔黃，脈弦數。

【治則】清熱解毒。

【方藥】五味消毒飲化裁：金銀花 10g、野菊花 8g、公英 12g、紫花地丁 12g、紫背天葵 10g、大黃 4g、枳殼 8g，便秘者可加炒決明 12g。

（三）陰虛內熱證

【主證】多見病程日久，反覆發作者。肛門輕度墜脹，便時帶有黏液流出，肛門潮濕、瘙癢，常伴肛周皮膚皺褶肥厚，肢倦懶言，午後低熱，睡少夢多，便溏，舌淡尖紅，苔薄白，脈沉細。

【治則】滋陰清熱。

【方藥】涼血地黃湯：生地 10g、當歸 10g、槐角 8g、天花粉 12g、甘草 6g、升麻 6g、赤芍 15g、枳殼 10g、黃芩 8g、荊芥 10g。

便秘時加知母 12g，麥冬 10g。

二、外治法

（一）薰洗法

薰洗法能使藥物較長時間作用於患處，有較好的治療效果。可選用祛毒湯或黃連解毒湯，先薰後洗，每日 2 次。能清解熱毒，消腫止痛。適用於濕熱下注，肛門熱毒之證。

（二）外敷藥法

可選用玉露膏、四黃膏、九華膏，擠入肛門，每日 2

次，每次約 2g。

（三）灌腸法

大黃 6g、黃連 6g、連翹 10g、甘草 10g、公英 12g、乳沒各 6g，水煎 100ml，每日保留灌腸 1 次。

（四）塞藥法

塞藥法是將藥物納入肛門，直接作用於患處，每日坐浴後將藥栓置於肛內，每日 2 次。常用藥栓有化痔栓、複方痔瘡栓、洗必泰痔瘡栓。

具有清熱解毒，消腫止痛，收斂止血的作用，適用於各種證型。

三、單驗方療法

1.馬齒莧 30g，首煎服用，二煎外用薰洗，每日 2 次。

2.苦參 20g、綠豆 30g，水煎內服。

3.槐枝、柳枝各 250g，鮮者可加量，切成段，水煎薰洗肛門部，早晚各 1 次，每次 20 分鐘。

四、針刺療法

（一）耳針療法

取神門、肛門、大腸，採用強刺激手法，亦可在此穴位壓豆治療。

（二）體針療法

取三陰交、長強、大腸俞每日 1 次，採用瀉法，留針 30 分鐘，7 天為 1 療程。

五、手術療法

（一）肛竇切開引流術

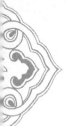

用於久治不癒，症狀日重，或伴有隱性瘻管者。

【操作方法】肛門常規消毒，局部麻醉，充分暴露齒線，尋找發炎的肛竇，沿肛竇縱向切開，搔刮感染的肛隱窩，修剪兩側皮膚，保持引流通暢，玉紅膏紗條壓迫傷口，紗布包紮固定。術後處理，每日溫開水坐浴，保持局部清潔，生肌玉紅膏紗條每日換藥，直至癒合。

（二）肛竇切除術

適用於伴有肛乳頭肥大增生者。

【操作方法】肛門常規消毒，局部麻醉，充分暴露病灶，止血鉗夾住肥大的肛乳頭和附近感染的肛隱窩，於止血鉗下方行貫穿縫紮後切除肥大乳頭及感染的肛竇組織，玉紅膏紗條壓迫傷口，紗布加壓包紮。術後處理同切開引流術。

護理預防

1. 忌食辛辣厚味及溫燥之物，忌酒。宜多食蔬菜、水果，保持大便正常。

2. 保持良好的排便習慣，勿蹲廁過久。

3. 每日便後坐浴，保持局部清潔。

✳ 第五節　肛門直腸周圍膿腫證治

肛門直腸周圍膿腫武當道教醫藥稱「肛門癰」。是以肛門紅腫疼痛，潰後流膿為主症的一種肛門疾病。俗稱「老鼠偷糞」。

本病發病疾速，易腫、易膿、易潰，潰後難以自行收

斂，多形成肛瘻。臨床可分為三期。

初期：癰已成而膿未成；

中期：膿已成而未潰；

晚期：潰後流膿。

各期治療重點相異，臨床上正確把握分期，對治療有重要意義。

病因病機

1. 外感濕熱邪毒：外感濕熱之邪，聚於體內，流注肛門，或肌膚破損，感受毒邪，結於肛門，致肛門氣血失和，熱盛肉腐，化血為膿而成癰。

2. 飲食不節，內生濕熱，飲食無節，嗜食辛辣之物，肥甘厚味之品，或過度飲酒，日久脾失運化，濕熱內生，下注肛門，肛門氣血瘀阻，濕熱為患，發為肛癰。

3. 肺、脾、腎虧虛：久病不癒，過度勞作，或房事不節，產育過多，皆可致氣血不足，肺、脾、腎三臟虧虛，濕熱之邪乘虛下注，結於肛門，發而為癰。

4. 寒邪凝滯：多因憂思傷脾，房勞傷腎，元陽虧損，寒邪陰毒凝滯肛門，氣血不通而發病。

辨證要點

1. 冬春季節多發，成人多見。

2. 起病較急，肛周局部紅腫，焮赤，疼痛，觸之肌膚灼熱，初起腫塊較硬，後期中心發軟，有波動感。

3. 常伴發熱、惡寒，查血白細胞增多。行動受限，口

乾口渴，大便秘結，小便短赤。

4. 腫塊破潰後有膿血溢出，破潰後經久不癒，形成肛瘻。

鑑別診斷

一、肛周皮膚癤腫

肛周膿腫與肛周皮膚癤腫臨床症狀相似，但肛周皮膚癤腫病灶初起較小，似豆粒大，位置較淺，根腳收束，界線明顯。而肛周膿腫病灶範圍大，位置較深，根腳呈漫腫狀，與肛門較近，為其主要鑑別點。

二、化膿性汗腺炎

肛周膿腫與化膿性汗腺炎均可見局部紅腫、疼痛，發熱症狀，但化膿性汗腺炎屬汗腺廣泛發炎，故病變區皮膚紅腫，但皮下深層組織較少受侵犯，病灶根底淺，檢查時可見病變區域內皮膚多個汗腺流膿水，鑑別不難。

三、肛周皮脂腺囊腫

肛周膿腫與肛周皮脂腺囊腫均可見肛周皮下腫塊，但皮脂腺囊腫無皮膚紅腫和壓痛，腫塊邊緣清楚，無全身症狀，病程較長，鑑別較易。

施治方法

一、內治法

（一）火毒蘊結證

【主證】肛門周圍突發腫痛，持續劇烈，行動受限，伴惡寒、發熱、排便困難、溲赤。

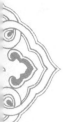

檢查時發現肛周局部有紅腫塊，觸痛明顯，質硬，表面灼熱。舌紅，苔黃，脈數。

【治則】清熱解毒，消腫止痛。

【方藥】黃連解毒湯加減：黃連 8g、黃柏 10g、黃芩 10g、梔子 10g、枳殼 10g、大黃 5g。

成藥可用梔子金花丸。

（二）熱毒熾盛證

【主證】肛門局部腫痛數日，痛如雞啄，坐臥不寧，伴惡寒高熱，大便秘結，小便困難，甚則神昏譫語。檢查局部、肛周紅腫甚，腫塊表面皮膚灼熱，中心部位有波動感，表面色暗。舌紅，苔黃燥或發黑，脈滑數。

【治則】清營瀉毒。

【方藥】仙方活命飲加減：白芷 10g、貝母 8g、防風 10g、赤芍 15g、甘草 10g、當歸尾 15g、乳香 8g、沒藥 8g、皂角刺 10g、穿山甲 10g、陳皮 10g、天花粉 12g、銀花 10g。

便秘者加炒決明 15g，水煎服。成藥可用紫雪丹。

（三）陰虛邪戀證

【主證】肛門局部腫痛，皮色發暗，潰後難斂，伴午後低熱，心煩口乾，夜間盜汗，舌紅，苔少，脈細數。

【治則】滋陰清熱。

【方藥】托裏消毒散加減：黃蓍 15g、白芍 12g、白朮 10g、白芷 10g、人參 4g、炙甘草 8g、雙花 10g、桔梗 8g、川芎 10g、當歸 10g、茯苓 12g、皂刺 10g。

午後低熱加黃芩 10g、知母 10g、地骨皮 10g。若膿

已排盡，潰口難收，則用八珍湯以益氣養血，助養新肉生長，促進瘡口癒合。

二、外治法

（一）薰洗法

可用祛毒湯，水煎先薰後洗，可清熱解毒，消腫止痛，使癰腫侷限或消散，或膿腫早熟，及早手術或清潔傷口，可用於肛癰各期。

（二）外敷法

可根據病情發展的不同階段，選用不同的藥物。

初期：陽證可用金黃膏外敷或金黃散以菊花汁調敷，可清熱解毒，散結消腫。陰證用回陽玉龍膏外敷，可溫經活血，散寒化瘀。敷藥範圍應大於癰腫範圍，宜厚敷，使之得以消散。

中期：可視陰證、陽證之不同，選用金黃膏或金黃散外敷於肛癰四周，中心不可敷藥，使毒邪不致勞竄，加速其破潰。若膿成而不潰者可用咬頭膏，蝕破瘡頭，使膿自出。

晚期：潰後邪毒未盡者，可根據陰證、陽證的不同，選用上述藥物於潰瘍四周敷藥，使其散盡。瘡面可使用九一丹提膿化腐，待創面膿液已盡，呈鮮活潤澤時，改用生肌玉紅膏生肌收口。

三、單驗方療法

1. 患處用槐枝、蔥白煎湯薰洗，洗後將瓦松陰乾為末，撒佈於患處。

2. 生甘草 120g，文武火慢煎炙透，然後搗碎，每日

服 30g，分 3 次口服，次日再服，如未消盡，再服。

四、火針烙法

局部常規消毒，選局部紅腫高起最明顯處，或以出現的蜂窩狀膿頭來確定腫塊大小，以決定刺入深度。取空心火針（直徑 2mm，中空，針頭呈馬蹄斜面，長 5cm），在酒精燈上燒紅，對準選好的刺入點，快速刺入，快速退針。可見紫紅色血液隨針流出或噴出，不作止血處理。

片刻，腫塊即見縮小，病人頓感疼痛減輕，整個治療過程 1～3 分鐘。

全身治療和局部治療手段應同時進行，以確保針刺 1 次成功。此法治療肛癰初起，證屬熱毒、濕熱者有較好效果。

五、手術療法

肛癰起病急，發病迅速，一經確診後應儘早手術，以免貽誤時機，加重病情。應根據膿腫的部位、深淺和病情之緩急選擇以下適當的手術方法：

（一）一次切開法

此法適用於位低膿腫，內口清楚者。

【具體方法】手術區常規消毒，在低位骶管麻醉下，先確定膿腫的範圍和內口的位置。在膿腫的頂部作一放射狀切口，切開皮膚及皮下組織，直至膿腔，用手指探查，徹底打開膿腔，避免遺留部分膿腔。

然後以一手食指放入肛管直腸內引導，一手將探針從切口進入膿腔，由內口探出，探查時用力要輕，以免形成新的損傷。沿探針切開膿腔與內口之間組織，並將切口向

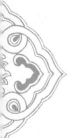

內口上方延長約 0.5cm，將內口切開處兩側感染的肛門腺雙絲線結紮，修剪皮瓣，保持引流通暢，創口填塞玉紅膏紗條，紗布加壓包紮固定。

（二）切開掛線法

此法適用於高位膿腫，內口清楚者。

【具體方法】手術區常規消毒，在低位骶管麻醉下，首先確定膿腫的範圍和內口的位置。在肛緣與膿腫相應位置做一放射狀小切口，止血鉗鈍性分離至膿腔，可見膿液流出，徹底打開膿腔間隔。然後將探針由切口深入，從內口小心探出，沿探針切開內口和切口之間的皮膚、皮下組織，敞開膿腔，將切口上方延長 0.5cm，將內口切開處兩側感染的肛門腺用絲線結紮。

膿腔敞開後可見肛管直腸環，不可切開，將探針沿膿腔底部小心探查，從內口處探出，以武當秘製藥線一端繫於探針球部，從內口處探出，將武當秘製藥線兩端在切口內打結，並日後逐漸緊線，直至肛管直腸環全層在藥線的勒切下斷裂。保持引流通暢，創口填塞玉紅膏紗條，紗布加壓包紮固定。

（三）分次切開法

此法適用於肛癰內口不清者。

【具體方法】術區常規消毒，局麻下在膿腫頂部作一放射狀切口，深達膿腔，徹底打開膿腔，保持引流通暢，排盡膿液，修剪皮緣，徹底止血，油紗條填塞切口，紗布加壓包紮固定。少數病人就此痊癒，大多數病人以後形成肛瘻，形成肛瘻則按肛瘻處理。

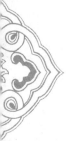

【術後處理】

一般每日便後用祛毒湯薰洗，清潔創面。創面有分泌物時用九一丹紗條每日換藥，以提膿化腐，待創面鮮活潤澤時，改用生肌玉紅膏紗條生肌收口，直至創口癒合。採用掛線術的患者，每天將藥線拉緊一些，直至藥線脫落。

護理預防

1. 忌食腥膩辛辣刺激性食物，飲食宜清淡。
2. 保持大便正常及肛門部清潔。
3. 積極治療肛竇炎、肛乳頭炎，預防本病的發生。
4. 一旦發生本病應及時醫治，以防蔓延、擴散。

✳ 第六節　肛瘻證治

肛瘻是指肛門周圍膿腫破潰後，餘毒未盡，致創口久不癒合或癒而復發，形成瘻管，以膿液血水不時由瘻口流出，淋瀝不斷為主症的一種肛門疾病。肛瘻相當於武當道教醫藥的「老鼠偷糞」或叫「偷糞老鼠」。

病因病機

濕熱之邪侵襲人體，或肛門肌膚裂傷感受毒邪，或因飲食不節，嗜食辛辣厚味，溫燥之品，久則濕聚於內，化為濕熱，下注肛門，氣血壅遏，發為癰腫，潰後餘毒未盡，蘊結不散，而致膿水淋漓，管道叢生。

或因勞傷憂思，房勞過度，產育過多，使肺、脾、腎三臟虧虛，濕熱之邪內聚，乘虛下注，結為癰腫，潰後膿

水淋漓不絕而為瘻。

1. 兒童、成人均可發病，冬春季多發。

2. 有肛門周圍膿腫的病史。

3. 肛門局部有瘻口，時流膿水，經久不收口，或收口後又蓄膿發炎。

4. 瘻口下可觸及條索樣物指向肛門，嚴重者有多個外口，數條瘻管。

5. 肛門下墜，疼痛，肛周皮膚潮濕，合併感染時伴發熱，血象增高，久病不癒可導致貧血，消瘦和食慾不振。

鑑別診斷

一、直腸炎

直腸炎主要以排便次數增多，便中有黏液和血，裏急後重為特徵，雖肛門也有脹痛，但症狀輕，肛瘻的疼痛與瘻道引流不暢有關，膿水流盡則疼痛消失，排便正常。

二、肛門濕疹

肛瘻病久，瘻管流出的分泌物反覆刺激皮膚，可引起皮膚發炎，癢痛不適，易被誤診為濕疹。但肛瘻損傷侷限在瘻口四周，不流膿時症狀可緩解。而肛門濕疹以局部潮濕癢痛為特徵，皮損常圍繞肛門四周，無瘻口存在，邊緣清楚，治療較難。

三、腸道寄生蟲病

某些腸道寄生蟲病如蟯蟲、滴蟲病亦產生肛門瘙癢，

流分泌物，但局部檢查肛周皮膚正常，無瘻口，且肛門瘙癢主要發生在晚上，小兒多見，此為主要鑑別點。

辨證施治

一、內治法

（一）濕熱下注證

【主證】肛門腫墜，肛門周圍經常流膿液，膿質稠厚，局部灼熱，肛周有潰口，按之有索狀物通向肛門內，伴口膩，腹脹，大便不暢，小便短赤，舌紅，苔黃膩，脈弦滑。多見於肛瘻初期。

【治則】清熱利濕。

【方藥】黃連除濕湯：黃連 6g、黃芩 10g、川芎 6g、當歸 10g、防風 10g、厚朴 10g、枳殼 10g、連翹 10g、甘草 6g、大黃 3g、朴硝 6g。

疼痛甚者加延胡索、烏藥各 10g，成藥可選用龍膽瀉肝丸口服。

（二）正虛邪戀證

【主證】多見肛瘻病久反覆發作者，肛周時流膿液，質地稀薄，肛門隱隱作痛，外口皮色暗淡，瘻口時潰時癒，瘻口四周皮膚色暗，按之如革狀，全身乏力，大便不暢，舌尖紅，苔薄白或薄黃，脈弦數。

【治則】益氣祛濕。

【方藥】加味槐角丸加減：槐角 10g、生地 10g、當歸 10g、黃蓍 10g、阿膠 10g、川芎 6g、黃連 6g、黃芩 6g、枳殼 10g、秦艽 10g、防風 6g。

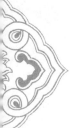
武當道醫外科臨證靈方妙法

長年不癒，肛門時時作疼，膿水淋漓不斷，但全身症狀不明顯，可服用黃連閉管丸。

黃連 30g、穿山甲 15g、石決明 15g、槐花 15g，研成細末，煉蜜為丸，每丸重 3g，日服 2 次，每次 1 丸。

（三）陰虛內熱證

【主證】肛門腫痛不甚，外口凹陷，膿水清稀，體型消瘦，精神怠倦，盜汗潮熱，心煩口乾，舌紅、苔少，脈細數，此證多為結核桿菌感染形成的肛瘺。

【治則】滋陰清熱。

【方藥】滋陰除濕湯：生地 12g、元參 15g、白鮮皮 10g、當歸 10g、丹參 12g、茯苓 15g、蛇床子 12g、澤瀉 12g。

內熱重加丹皮、知母各 10g。成藥可選用知柏地黃丸。

二、外治法

（一）薰洗法

可選用祛毒湯。水煎先薰後洗。具有清熱解毒，消腫止痛，收斂除濕之功。適用於肛瘺各證型及各階段，尤其適用於濕熱下注、正虛邪戀之肛瘺。

（二）外敷法

本法適用於濕熱下注之肛瘺，症見肛門紅腫疼痛，外口封閉者，可用四黃膏、拔毒膏外敷，紅腫中心不敷，以清熱解毒，消腫止痛。

（三）藥捻插入法

本法適用於各證型的肛瘺，尤其是膿出不暢時斷時續

者，可用九一丹藥捻插入瘻道，以提膿祛腐，促使膿毒外出。

三、單驗方療法

1. 花椒 10g、艾葉 10g、五倍子 10g、朴硝 5g、馬齒莧 15g、茄根 15g，水煎先薰後洗。

2. 鳳尾草 10g、赤皮蔥 8g、川椒 10g，共搗爛，煎汁薰洗。

3. 鮮榆白皮 30g、白糖 30g 放石臼內搗爛，搓條如針狀，陰乾備用，將藥條徐徐插入瘻管，使瘻管脫落。每日 1 次。

4. 醋炙大龜板 2 個、當歸 30g、川芎 30g、血餘炭 20g，共為細末，以白酒為丸，早晚各 1 次，每次 6g。

四、針灸療法

（一）針刺法

【常用穴】足三里（雙側）、三陰交（雙側）、長強、太衝等，對肛瘻引起的發熱，肛門疼痛，食慾不振，有良好的效果。

（二）灸法

用附子末和水做成藥餅，厚如銅錢，置於瘻口上，用艾條灸之，以局部微熱為度，不可太燙。此法能減輕臨床症狀。

五、手術療法

肛瘻的治療，以手術治療為主。內治法和外治法可以減輕症狀。肛瘻手術成功的關鍵是：

①正角尋找內口，並徹底清除感染的肛門腺、肛腺導

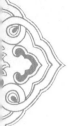

管及肛隱窩；

②正確處理肛瘻的主管道；

③保持引流通暢。

臨床上根據肛瘻的分型不同，選擇適當的手術方法。
常用手術方法有：

（一）切開療法

此法適用於低位肛瘻。

【具體操作】術區常規消毒，局部麻醉或骶管麻醉。
先將探針自肛瘻外口插入，沿管道小心探查，使探針頭從
內口伸出，遇到阻力時不可強行通過，沿探針逐層切開直
至管壁。此時可見明顯的管壁組織，然後將切口向內口上
方延長約 0.5cm，絲線結紮內口兩側黏膜，徹底清除感染
的肛腺、肛腺導管及肛隱窩，最後修剪皮緣，清除腐敗組
織，保持引流通暢，玉紅膏紗條壓迫切口，紗布加壓包紮
固定。

（二）切開掛線療法

此法適用於肛瘻主管道越過外括約肌深層和恥骨直腸
肌的高位肛瘻內口明確者。

【具體操作】術區常規消毒，骶管麻醉，首先將探針
從瘻道外口插入，小心探查至內口伸出，沿探針切開外括
約肌淺層、皮下層及內括約肌，暴露肛管直腸環，然後用
絲線結紮內口兩側組織，徹底清除感染的肛隱窩、肛腺導
管及肛腺。

對越過外括約肌深層和恥骨直腸肌的瘻道採用掛線
法，將武當秘製藥線一端繫於探針尾部，將探針從內口引

第二篇　臨床各論

出，將武當秘製藥線留在瘻道內，把留在瘻道外的藥線稍拉緊並打活結，以後每天換藥緊線一次，直至瘻管在藥線的勒切下斷裂，藥線脫落。

這時藥線下勒切斷裂創口，隨之生長變淺，藥線脫落後，創口已很淺，只需換玉紅膏紗條數次，即可痊癒。整個治療過程，一般為 7～14 天，較為複雜者，可能 1 月或數月方能痊癒。

肛瘻術後的處理一般每日用祛毒湯坐浴薰洗，以清熱解毒，消腫止痛，清潔傷口。

術後早期分泌物較多，創面不新鮮，予九一丹紗條填塞傷口以提膿祛腐生新，創面轉為鮮活潤澤時改用生肌玉紅膏紗條換藥，直至切口癒合。

特殊情況如出現肉芽水腫、假癒合等情況，可參照肛癰處理。

六、藥物脫管療法

此方法是將含有腐蝕性藥物的藥棒或藥釘插入瘻道內，腐蝕管壁。

【具體方法】肛門局部消毒，麻醉後將枯痔釘插至管道近內口處，不超出內口，外用紗布固定。隔日更換藥釘，至管壁壞死組織與周圍組織分離脫落，創面出現新鮮肉芽組織後改用生肌玉紅膏，隔日更換，到瘻道逐漸閉合。此種方法有一定的療效。

護理預防

1. 養成良好的飲食習慣，少食辛辣熱燥之物，以免內

生濕熱。

2. 保持肛門部清潔衛生，防治便秘和腹瀉。

3. 及時治療肛隱窩炎和肛乳頭炎，避免發展成肛癰和肛瘻。

4. 積極治療慢性病，如慢性結腸炎、結核病、克隆氏病、糖尿病等。

※ 第七節　肛裂證治

肛裂是肛門皺褶破裂潰爛，伴有肛緣皮瓣贅生的疾病。武當道教醫藥稱之為「鉤腸痔」「裂痔」或「裂口痔」等。

病因病機

風、熱、燥、火之邪，結於胃腸，灼傷津液，糞便堅硬乾燥，難於排出，強力努掙損傷肛門，造成裂口，裂口因便秘而反覆加深，久不癒合遂成肛裂，或因外感濕熱邪氣，內食醇酒肥甘，以致濕熱蘊結胃腸，下注肛門生癰，癰潰不癒而成肛裂，或年老、產後或失血病人，血虛津虧不能潤腸，津虧腸燥為之便秘，強努排解後造成裂口。

辨證要點

1. 多見於青壯年。

2. 排便時肛門呈痙攣性疼痛，時伴出血，每適大便乾燥時症狀加劇。

3. 起病緩慢，病程較長，反覆發作。

4. 檢查局部可見肛管後或前正中位有裂口或棱形潰瘍，輕者創面較淺，呈鮮紅色，重者創面凹陷，呈灰白色，創面邊緣組織增生，常伴哨兵痔和皮下瘻。

鑑別診斷

一、肛門皸裂

皸裂是發生在肛緣和肛管皮膚淺表的裂口，僅侷限皮下，常幾個裂口同時存在，多見肛門皮膚病，如肛門皮炎、濕疹、肛門瘙癢導致肛管皮膚損傷形成。患者排便雖疼痛，但無痙攣性疼痛，常伴有瘙癢症狀，局部檢查有明顯的皮損為其特徵。

二、肛管結核性潰瘍

此類病人肛門疼痛不明顯，局部檢查肛管側面、肛管下段有潰瘍，呈卵圓形，邊緣淺紅，基底蒼白。有稠膿性分泌物，膿汁可培養出結核桿菌，全身常伴有結核病灶，鑑別較易。

三、梅毒性潰瘍

又稱下疳。以病人有性病史，潰瘍位於肛門側面為特點，觸痛不敏感，常伴有雙側腹股溝淋巴結腫大，康氏反應陽性。

四、潰瘍性大腸炎、克隆氏病的肛管潰瘍

這些腸道炎症性病變主要以腹痛、腹瀉、黏液血便為主，全身症狀明顯，如貧血、消瘦、低熱，局部檢查肛管潰瘍較淺，局部症狀不明顯，有時與肛瘻、肛管潰瘍同時並存，因此與肛裂不難鑑別。

施治方法

一、內用藥療法

（一）血熱腸燥證

【主證】多見肛裂初期，大便 2～3 日 1 次，質乾，便時肛門劇痛，伴出血，平素腹脹，小便溲黃，裂口色紅，肛管緊張，壓痛明顯，舌質偏紅，苔黃，脈弦數。

【治則】清熱、潤腸、通便。

【方藥】涼血地黃湯加減：生地 12g、當歸 10g、地榆 10g、槐角 10g、黃連 8g、升麻 8g、天花粉 10g、赤芍 15g、枳殼 10g、生甘草 6g、黃芩 10g、荊芥 10g。

便秘甚者加大黃 6g，炒決明 12g。成藥可用當歸龍薈丸。

（二）陰虛津虧證

【主證】常為陳舊性肛裂患者，大便乾澀，數日一行，便時肛門疼痛，局部出血，口乾咽燥，五心煩熱，裂口凹陷，基底深紅，邊緣蒼白，舌紅、少苔，脈細數。

【治則】養陰生津，潤腸通便。

【方藥】增液承氣湯化裁：元參 12g、麥門冬 15g、生地 12g、芒硝 3g、大黃 6g、枳殼 10g。

成藥可用蓯蓉通便口服液。

（三）氣滯血瘀證

【主證】肛門刺痛，便後尤甚，肛門緊縮，大便乾燥，裂口紫暗，便時出血量多，血色暗紅，舌質暗有瘀斑，苔黃，脈弦澀。

【治則】理氣活血，通便止痛。

【方藥】止痛如神湯：秦艽 10g、桃仁 10g、防風 10g、蒼朮 10g、黃柏 12g、皂角 10g、當歸尾 12g、澤瀉 10g、檳榔 10g、大黃 8g。

成藥可用新清寧片或通便靈。

二、外治法

（一）薰洗法

此法適宜於各種原因所致的肛裂，方選祛毒湯，藥物加水煮沸，先薰後洗，具有活血止痛之功效，可促使裂口癒合。

（二）敷藥法

此法適宜於各種原因所致的肛裂。常用藥如丸華膏、玉露膏。藥膏塗於病灶，具有清熱解毒、止血止痛的作用。

（三）腐蝕法

此法適宜於裂口陳舊者。常用藥為紅升丹。

【用法】裂口外塗紅升丹 1～2 次，化腐生肌，清除陳舊裂口，然後改用生肌散外塗創面，生肌潤膚，活血祛瘀，促進創面癒合。

（四）燒灼法

此法適宜於肛裂潰瘍底部肉芽不良且無其他合併症者，選用 5%～10%硝酸銀液或石炭酸溶液。在局部麻醉下，擴肛拉開肛門，完全暴露潰瘍面，保護周圍組織，用蘸有硝酸銀（或石炭酸）溶液的米粒大小棉籤，準確塗在潰瘍面及其邊緣上，潰瘍面即成灰白色，用生理鹽水棉籤

擦洗 2 次。燒傷面上敷九華膏，無菌紗布固定。術後每日便後溫水坐浴，九華膏外敷。如燒灼不夠，3～7 天後重複燒灼 1 次。

三、單驗方療法

1. 蛋黃油：雞蛋煮熟，去白用黃，用文火熬煉，待蛋黃煉焦炭化即出油，將此油敷塗肛裂患處，每日 2 次。能生肌收口。

2. 輕粉 3g，乳香、血竭、龍骨各 15g，共研細末，香油調勻，外用患處。能祛腐生肌。

3. 蜂蜜：用文火煉熟後塗敷患部，能清熱解毒，潤膚生肌。

四、針刺療法

常用穴：承山、長強、三陰交（雙側）、天樞、大腸俞（雙側），可通便、止痛，促進肛裂癒合。每日 1 次，留針 10 分鐘，7 天為 1 療程。

五、擴肛療法

此法適宜於早期肛裂。在局部麻醉下，術者戴無菌手套，塗潤滑劑，先用兩手食指伸入肛門內，以指掌面輕輕向兩側擴張肛管，逐漸伸入兩中指，呈四指擴肛，持續 3～5 分鐘，使肛門括約肌鬆弛，解除痙攣。且忌暴力快速撐開肛門，以免造成肛管皮膚多處損傷。

六、掛線療法

適應於陳舊性肛裂合併有瘻道者。在局部麻醉下，用圓針武當秘製藥線從裂口外緣 0.2cm 處進針，繞過基底節膜帶至裂口內緣 0.1cm 出針，將貫穿武當秘製藥線的兩端

緊緊結紮，5～6天武當秘製藥線自行脫落。每日便後溫水坐浴，外敷生肌散至痊癒。

七、手術療法

（一）肛裂切除術

【適應症】陳舊性肛裂有瘢痕組織形成。

【禁忌症】兼有各種急性病，嚴重的慢性病，肛門直腸的急性炎症，腹瀉和妊娠期的患者。

【操作方法】取側臥位，肛門局部常規消毒，在局麻下先擴張肛門，在裂口正中作縱形切口，上至齒線，下至裂口外端 0.3cm，深達切斷櫛膜帶，露出內括約肌的環狀纖維止。同時將哨兵痔及肥大乳頭、瘻道全部一次切除，再將裂口潛行部分和增生的結締組織切除，修剪皮瓣，玉紅膏紗條壓迫傷口，無菌紗布加壓固定。術後每日便後溫水坐浴，生肌玉紅膏紗條每日換藥，直至痊癒。

（二）肛裂側切術

【適應症】該法適宜於單純性肛裂，或慢性肛裂合併哨兵痔和肛乳頭肥大者。

【禁忌症】參照肛裂切除術。

【操作方法】患者取側臥位，常規消毒，局部麻醉後在距肛緣 1cm 處側方橫行（與肛門平行）切開皮膚，暴露外括約肌皮下層內側緣，用彎止血鉗從外括約肌皮下層上方和內括約肌外側間隙進入，將鉗刺入齒線平面上 0.5cm。向內穿過內括約肌上緣，挑住並向肛外鉤出內括約肌游離緣及櫛膜帶，手指在肛內向上推，另一手持鉗向肛外將內括約肌挑出，切開內括約肌游離緣及櫛膜帶。如

有肛乳頭肥大、哨兵痔分別行乳頭結紮，哨兵痔切除，創口開放。

側切口縫合三針，一針閉合切開的內括約肌空腔，另兩針縫合切口皮膚。術後 4 天左右拆線。

（三）鉤提法治療肛裂（筆者自創術式）

【適應症】該法適合單純性肛裂，或慢性肛裂伴有哨兵痔，肛裂皮下瘻，肛乳頭肥大者。

【禁忌症】參照肛裂切除術。

【操作方法】患者取向右側臥位，常規消毒手術區，局部麻醉後在肛緣 1cm 處側方，作一 1cm 大縱形切口，用特製小鋼鉤由切口插入，在左手食指的導引下，鉤出內括約肌，並稍用力扯提小鉤使其內括約肌充分暴露，用手術刀將其切斷。如有哨兵痔、皮下瘻、肥大的肛乳頭可以一併切除。然後先雙手食指擴肛 1～2 分鐘，再用雙手的食指、中指四指擴肛 1～2 分鐘。

術畢，手術區重新消毒，傷口處可壓消炎止血紗條，外用無菌紗布敷蓋，膠布固定。第二天可以大便，便後用溫花椒鹽水坐浴，紗條換藥。第三天可以用生肌紗條換藥，至痊癒。

【手術注意事項】①小鉤插入時，不能刺穿腸壁，以免造成瘻。②擴肛時用力要緩慢，不能用猛力。

護理預防

1. 少食辛辣食物，多食含纖維食物，防止便秘，保持大便通暢。

2.積極防治隱窩炎、肛周發炎、肛門濕疹等，減少肛門部的不良刺激，避免誘發肛裂。

3.養成便後清洗肛門的習慣，保持肛門清潔，減少對肛門的刺激。

4.如已確診為肛裂，就不必反覆作指診或窺鏡檢查，以減少患者對疼痛的恐懼感。

✳ 第八節　直腸脫垂證治

直腸脫垂是指直腸自肛門脫出的病症。武當道教醫藥稱本病為「脫肛」。

臨床上根據脫出長短分為輕、中、重度。

病因病機

本病發生與肺、脾、腎功能失調有直接關聯。各種原因導致的肺、脾、腎虛損均可引發本病，如久瀉、久痢、久咳、憂思勞累、房勞過度等。

在小兒，多因先天不足，形體未充，發育不全，隨瀉痢、便秘而發。也有因臟腑本虛，復感外邪，或飲食不節，內生濕熱，下注大腸而發者。

辨證要點

1.嬰幼兒和老年人宜發病。

2.排便時直腸黏膜或全層脫出肛外，色鮮紅，能自行復位或需手法復位。

3.脫出物有環狀溝。表面黏膜常有糜爛，伴出血點。

4. 便秘或腹瀉，伴有肛門直腸下墜感，便中有黏液，排便不暢。

5. 部分病人可伴肛門不全失禁。

6. 因常有分泌物從肛門流出，可伴發肛門皮炎和瘙癢。

鑑別診斷

一、肛管外翻

直腸脫垂與肛管外翻均為大便後肛門部有物脫出，肛管外翻時肛門部突起一圈，突起物表面為皮膚，而直腸脫垂脫出時表面為鮮紅的黏膜，此為主要鑑別點。二者脫出的長度亦不同，肛管外翻一般突起 1cm 左右，而直腸脫垂常在 3cm 以上。

二、腸息肉脫出

直腸息肉脫出肛門外多為一圓形小瘤，常有蒂，發炎時表面呈鮮紅草莓狀，易出血，直腸脫垂脫出物粗大，二者區別較易。

三、痔脫出

直腸脫垂與痔脫出鑑別見內痔章節。

施治方法

一、內治法

（一）濕熱下注證

【主證】相當於直腸脫垂伴有直腸炎症。便時直腸脫出肛外，肛門直腸部脹痛，黏液便，伴大便帶血、肛周皮

膚潮紅，舌紅，苔薄黃，根膩，脈滑數。

【治則】清熱利濕。

【方藥】涼膈清腸散化裁：生地 12g、白芍 12g、當歸 10g、川芎 12g、黃芩 10g、黃連 6g、荊芥 10g、防風 12g、升麻 8g、香附 12g、甘草 8g。

便中帶血加槐花 10g、雙花 10g。

（二）氣虛下陷證

【主證】便時或增加腹壓時直腸脫出肛外，需手法復位，肛門墜脹，便溏，神疲乏力，四肢痠軟，多見於年老體弱者，舌淡胖，苔薄白，脈沉濡。

【治則】益氣舉陷。

【方藥】補中益氣湯：黃蓍 20g、人參 4g、炒白朮 10g、甘草 10g、升麻 8g、柴胡 8g、陳皮 10g、當歸 12g。

腹脹者加雞內金 6g、木香 10g，泄瀉者加赤石脂 20g、肉荳蔻 6g。成藥可用補中益氣丸口服。

（三）脾腎兩虛證

【主證】直腸滑脫不收，手法復位困難，肛門會陰部下墜，時伴有腹痛，面色蒼白，頭暈心悸，小便頻數，大便溏稀，肛門部流黏液，多見於伴肛門不全失禁患者，舌淡、苔白，脈弱。

【治則】溫補脾腎。

【方藥】大補元煎加減：人參 5g、山藥 12g、甘草 10g、熟地 12g、山萸肉 10g、杜仲 12g、枸杞子 12g、當歸 10g。

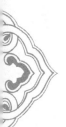

四肢不溫，形寒肢冷加炙附片 6g、肉桂 5g，腹瀉重加肉荳蔻 6g、米殼 10g。成藥可用十全大補丸口服。

二、外治法

（一）中藥薰洗法

常用收斂固澀劑薰洗。石榴皮 12g、枯礬 15g、五倍子 10g、苦參 20g，煎水薰洗局部，每日 2 次，連續用 2 月。

（二）中藥外敷法

多用於小兒直腸黏膜脫垂。可選用收肛散。五倍子 10g、浮萍（炒）10g、訶子肉（炒）10g、煅龍骨 10g、木賊 10g，共研細末，乾撒敷在直腸黏膜表面，每日 1 次，15 天為 1 療程。

成人可用澀腸散。訶子肉 10g，赤石脂 30g，煅龍骨 30g，研成細末，茶水調敷於直腸黏膜表面，每日 1 次，20 天為 1 療程。

三、單驗方療法

（一）地龍散

主治氣虛明顯的直腸脫垂。地龍 2 條焙乾，生黃蓍 30g，共研末，每日 2 次，每次 15g，口服。

（二）根皮湯

主治小兒直腸脫垂。地榆根 6g，石榴皮 4g，水煎服，日 1 劑。

四、針刺療法

針刺可以升陽益氣，增強盆腔內肌肉張力，達到上提直腸、肛門的效果。

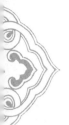

【常用穴位】長強、百會、足三里、承山、提肛穴（位於坐骨結節與肛門連線中點）。每次 10 分鐘，每日 1 次，7 日為 1 療程。

五、注射療法

將藥物均勻注射在直腸壁外兩側骨盆直腸間隙和直腸後間隙，使直腸與四鄰組織發生黏連固定，同時還將藥物注射在直腸黏膜與肌層之間，使鬆弛的黏膜與肌層黏連固定，達到治療目的。本方法適用於各期直腸脫垂。

【常用藥物】6%明礬液、消痔靈注射液、礬連液等。

【具體方法】病人取截石位，術區局部麻醉，將藥液注入兩側直腸骨盆間隙和直腸骶骨間隙，進針深度為 9cm，但注意不能穿透直腸肌層。採用邊退針邊注藥的方法，使藥液成柱狀分佈，透過藥液的無菌性致炎作用，使局部產生纖維化，達到固定直腸的目的。注藥劑量可達 40ml。同時可輔助向直腸黏膜下注射稀釋一倍的藥液，從直腸壁距肛緣 10cm 處起，在肛門鏡下，從上向下多點狀注射至齒線部，一般一次用量為 30～60ml，使脫垂的黏膜與腸壁肌固定。

六、點狀結紮加肛門緊縮術治療直腸全層脫垂 18 例（筆者自創術式）

（一）臨床資料

【性別】男 6 例，女 12 例。

【年齡】最小 17 歲，最大 28 歲。

【病程】最短 14 年，最長 27 年。

【本組病例治療前】有 6 例曾作過直腸脫垂的手術治

療，「術式不明」；有 9 例曾被游醫診斷為「痔瘡」，作過痔結紮術；有 3 例採用中藥內服、薰洗等方法治療過。

【診斷標準】以 1975 年我國全國性肛腸會議資料「直腸脫垂分度標準」為準。

診斷結果：II 度脫垂 11 例

III 度脫垂 7 例

（二）手術前準備

1. 術前 1 天開始給腸道抗生素，我們選擇的是土黴素片 0.5g，每 6 小時口服一次，連續服用至術後第 3 天。

2. 術前一天晚 8 點鐘開始禁飲食，凌晨作清潔灌腸，作好腸道清潔。

3. 局部備皮。

4. 術前 30 分鐘肌注術前針。

（三）手術步驟

1. 患者登上手術台。作腰麻，取仰臥位，待肛門鬆弛理想後，拉出脫垂的直腸並請患者配合增加腹壓，使平時脫垂部全部脫出肛外，充分暴露。

2. 用洗必太酊或 1：1000 新潔爾滅液，常規消毒肛門周圍及直腸脫出部分。

3. 緊靠肛門，在脫出直腸的根部、截石位 12 點外，用組織鉗的尖部提起腸黏膜，另用一彎止血鉗，在提起腸黏膜底部與直腸縱形地夾住，鬆去提起腸黏膜的組織鉗，用圓針穿「4」號絲線，在夾腸黏膜的止血鉗下，緊貼直腸肌層外穿過，行「8」字形結紮，結紮後的腸黏膜形成小圓球狀，間距約 2cm。

用這種方法在同一水平線上環紮一圈，稱為第一結紮線，第一結紮線一般作 4～6 個結紮點。第一結紮線完成後，再作第二、第三結紮線。第二結紮線的結紮點應在第一結紮線兩個結紮點中間，兩個結紮線相距不小於2.5cm。每做完一個結紮線，直腸脫出部會向肛內收縮一些，直到將脫垂的直腸全部還納入肛內，結紮手術即算完成，準備作肛門緊縮手術。

4. 肛門緊縮術：手術者需要更換手套，重新消毒肛門手術區，在肛門後半圍，距肛門緣 1.5cm 處，沿肛緣作一橢圓形切口，長度按肛門的鬆弛程度而定，如肛門鬆弛可納入三指以上者，切口長度為肛門全周的二分之一，肛門鬆弛在三指以下者，切口長度為肛門三分之一切開皮膚，將皮下的外括約肌淺層及肛尾韌帶暴露清楚，將切的皮瓣向直腸側作鈍性分離至齒線。

露出肛門後三角形間隙，將游離皮瓣推入肛內，用00 號鉻製腸線，將左右兩側外括約肌淺層做褥式縫合2～3 針，閉合肛門後間隙，肛管推向前方，使直腸與肛管成為正常生理彎曲，再將游離皮瓣從肛內拉出，做稜形切除，切口上端至齒線。然後將肛門、肛管皮膚做全層縫合，肛門大、小以能伸入一食指為度，肛門直腸用洗必太酊或 1：1000 新潔爾滅液消毒，用消炎紗條敷蓋，無菌敷料包紮固定。

術後禁食 3 天，靜脈給足液體及能量，連續 5 天控制大便，預防傷口感染，給抗生素靜滴 5～7 天，術後第 5 天給口服液體石蠟 30ml，一日一次。術後 7～10 天拆

線，如有感染可提前拆線，並開放引流至傷口癒合。

（四）療效評定標準

1. 痊癒：大便時肛內無脫出物，肛門收縮正常，大便排除通暢，術後隨訪 3 年不復發。

2. 好轉：大便時肛內雖有少量直腸黏膜脫出，但大便後能自行還納入肛內，肛門收縮正常，排便通暢。

3. 無效：治療前後臨床症狀無改善。

術後隨訪最長的 12 年，最短 4 年。

【治療結果】

1. 痊癒 16 例

2. 好轉 2 例

3. 無效 0

體會：

直腸全層脫垂治療方法較多，特別是直腸脫垂注射療法雖然取得較好的療效，但目前尚不能完全替代手術方法，我們這種手術方法是在李潤庭老師「瘢痕支持固定術」的基礎上，透過改進再配合肛門緊縮術的一種綜合手術式，其優點如下：

1. 手術在肛外進行，視野清楚，操作應手。

2. 手術方法簡單，使用安全。

3. 手術目的清楚，在內解決直腸黏膜鬆弛，在外解肛門鬆弛。

護理預防

1. 避風寒，忌生冷。

2.保持大便正常，有規律，忌努掙。

3.積極治療慢性疾病，如氣管炎、腸炎、直結腸息肉等，減少誘發因素。

4.鍛鍊身體，多活動，避免久站、久坐，避免長期持續性增加腹壓的活動，常做提肛運動。

✳ 第九節　肛門乳頭瘤證治

肛門乳頭瘤是齒線部肛柱下端組織增生形成的瘤狀物。武當道教醫藥無此病名，常根據其臨床表現，稱之為「鼠乳痔」「牡痔」。

病因病機

大腸濕熱，大便秘滯，導致直腸肛門部氣血運行不暢，濕熱互結於肛門，形成瘤狀贅生物；或氣滯血瘀，局部經脈瘀滯不暢，以致六淫之邪客於肛門，結聚成瘤；或血熱腸燥，大便秘結，便時用力努掙，致局部齒線被燥屎擦傷，誘發感染，熱毒之邪留滯肛門，引起組織增生，使肛門部下墜不適，產生乳頭瘤。

辨證要點

1.四季均可發病，中老年多見。

2.局部肛門不適，伴脹痛，尤以便後為甚，部分病人便時伴脫垂，需手法復位。

3.直腸鏡檢查：直腸齒線部可見色淺呈三角形的突起，病重者呈帶蒂的乳頭狀贅生物，表面為肛管移行上皮

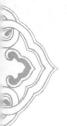

所覆蓋。發炎時乳頭瘤充血，紅腫，疼痛明顯。

4. 指診：直腸、肛管交界處可觸及質硬、活動度好的腫物，壓痛輕度，一些大的瘤體能被手指所引出肛外。

鑑別診斷

一、直腸息肉

肛門乳頭瘤與直腸息肉均有便時脫垂症狀，但乳頭瘤發生在齒線部，脫出物表面覆以移行上皮，而息肉發生在直腸，脫出物表面覆以黏膜，鑑別不難。

二、痔脫垂

肛門乳頭瘤與痔脫垂均可有脫垂，但痔發生脫垂常為混合痔內痔 II 期，脫出物表面為一半皮膚一半黏膜，脫出的黏膜部分呈糜爛出血狀，表面濕潤，基底寬大，質軟。而肛門乳頭瘤，脫出物常為小蒂的乳頭瘤贅生物，表面為肛管上皮組織，質硬，鑑別較易。

施治方法

一、內治法

（一）濕熱下注證

【主證】肛門直腸部下墜、脹痛，大便秘澀，便時肛門輕度疼痛，肛門鏡下可見齒線部有色淺紅的贅生物，指診齒線部可觸及小腫物，活動度好，壓痛輕度，患者平素食慾不振，口膩，舌質紅，苔薄黃，根膩，脈弦滑。

【治則】清熱利濕，理氣止痛。

【方藥】藥用三妙丸加減：黃柏 12g、蒼朮 10g、生

薏苡仁 12g、枳殼 10g、陳皮 10g、炒決明 10g、元胡 6g、敗醬草 10g。

成藥可用二妙丸。

（二）氣滯血瘀證

【主證】便時肛門內有物脫出，不能自動復位，疼痛劇烈，脫出物充血，表面有分泌物附著，時伴出血症狀，大便難，小便短赤，肛管緊張，指診直腸齒線部可觸及有蒂、質硬、壓痛明顯的瘤狀物，舌暗紅，有瘀斑，苔少，脈弦澀。

【治則】活血、理氣、止痛。

【方藥】止痛如神散化裁：當歸 12g、桃仁 10g、皂角 10g、熟大黃 9g、丹參 10g、檳榔 10g、黃柏 10g、枳殼 10g、蒼朮 8g、秦艽 12g、澤瀉 10g、川芎 8g。

大便難者加鬱李仁 8g。

（三）血熱腸燥證

【主證】大便秘結，乾燥難解，便時肛門劇痛，伴有物脫出，脫出物腫脹，伴滲血，小便黃，口乾，舌燥，肛管緊張。

指診可在齒線部觸及有如棗大的贅生物，壓痛明顯，舌紅，苔少，脈數。

【治則】清熱涼血，潤腸通便。

【方藥】藥用地榆丸化裁：地榆 10g、當歸 10g、黃連 7g、阿膠 10g、木香 8g、桃仁 10g、生大黃 6g、丹皮 10g。

成藥可用地榆槐角丸。

二、外治法

（一）薰洗療法

祛毒湯：五倍子、川椒、防風、蒼朮、枳殼、側柏葉、蔥白各 12g，朴硝 20g，馬齒莧、甘草各 15g。水煎坐浴薰洗患處，日 2 次。

（二）敷藥療法

九華膏，便後注入肛內 1g，或用化痔栓，每日 2 次，納入肛門。適應於氣滯血瘀證和濕熱下注證的肛門乳頭瘤患者。

（三）枯脫療法

用枯痔散外敷在脫垂的肛門乳頭瘤表面，外用紗布包紮固定，每日 1 次，至瘤體發黑脫落，再用生肌玉紅膏敷至癒合。注意用枯痔散時，應保護好周圍正常的肛管組織。

三、注射療法

局部消毒後，在瘤體根部注射 1%普魯卡因局部麻醉，充分暴露出肛門乳頭瘤的基底，再將枯痔油 0.5ml 注射在瘤體的根部，使瘤體缺血、壞死脫落，達到治療目的。術後每日用痔瘡膏外敷，防止感染。

四、電灼療法

病人取左側臥位，肛門部用 1%普魯卡因麻醉，消毒腸腔，擴肛。令患者用力努掙，使乳頭瘤脫出肛外，用血管鉗牽拉瘤體頂部，然後用電灼器灼其根部，直至脫落，注意不要灼燒過深，以免損傷肛管和腸壁組織。術後每日用生肌玉紅膏外敷，至創面癒合。

五、結紮療法

病人取側臥位，肛門部用 1%普魯卡因局麻，消毒腸腔，擴肛，用血管鉗夾緊肛門乳頭瘤的根部，輕輕拉出肛外，然後用武當秘製藥線單純將其根部結紮之，使乳頭瘤缺血壞死脫落，一般 7 天即可脫落。局部每日便後肛內注入生肌膏，同時預防便秘。

六、切除療法

術前準備同前。局部麻醉後，將肛乳頭瘤牽拉出肛外，圍繞其基底部，剪一棱形切口，注意切口不應過深，以免損傷皮下組織，然後將乳頭瘤慢慢分離切除之，傷口用 4 號線縫合 2 針。

術後控制排便 3 天，每日外用玉露膏注入肛內，防止感染，3 天後拆縫合線。注意預防感染，損傷切口。

護理預防

1.少食辛辣、熱燥之物，少飲酒，養成良好的飲食習慣，多食蔬菜、水果，保持大便正常。

2.保持肛門局部清潔衛生，便後用溫水洗乾淨。

✳ 第十節　直腸息肉證治

直腸息肉是指直腸黏膜上或黏膜下的贅生物。其大小、形態、位置高低不同。可單發也可多發。出血是其主要臨床症狀，其次是脫出、腹瀉、黏液便或反覆出現腹部隱痛等。亦有無症狀者。武當道教醫藥把能脫出肛門外的息肉稱為「息肉痔」「櫻桃痔」「珊瑚痔」等。

病因病機

濕熱之邪留滯腸間，阻滯經脈，熱蘊於內，血氣瘀滯，濁氣下濁而生。或氣機失調，腸間經絡瘀血，氣滯血瘀，積久而成；或寒邪凝滯，氣血不暢，阻滯腸間而致。

辨證要點

1. 兒童成人均可發生。

2. 便血：大便時糞便表面帶血，色鮮紅，肛門部無疼痛，或便時有黏液和鮮血。

3. 脫出：部分病人便時有物脫出肛外，常有蒂，表面呈草莓狀，色鮮紅，伴出血症狀。便後可自行復位或手法復位。

4. 全身症狀：出血嚴重者可引起貧血、消瘦，心悸氣短，多發性息肉感染可引起腹瀉和黏液血便，肛門下墜，裏急後重。

5. 直腸鏡檢查：直腸腔內可見到色鮮紅的有蒂或無蒂息肉，表面光滑，若為絨毛狀腺病，則表面為高突不平，伴有大量黏液的突起物。

6. 指診：直腸內可觸及光滑、活動度好、圓形、質硬有彈性的腫物。

鑑別診斷

一、內痔脫垂

見內痔一節。

二、肛乳頭瘤

肛乳頭瘤位於肛管齒線部，呈圓錐狀突起，色淡黃，體積大者也能脫出肛外，但表面為移行上皮覆蓋，不易出血，而息肉位於直腸，表面為黏膜，臨床上鑑別較易。

三、直腸癌

直腸息肉與直腸癌均發生便血，但直腸癌常伴黏液血便，便次增多。

【指診】直腸內可觸及腫物，質硬，表面高突不平，活動度差，直腸鏡下為潰瘍性腫塊，臨床需指診和直腸鏡檢查才能鑑別，若息肉惡變，常需依靠病理檢查來鑑別。

施治方法

一、內治法

（一）風傷腸絡證

【主證】大便帶血，血色鮮紅，偶伴有黏液，直腸肛門部不適，有物脫出肛外，色鮮紅，呈草莓狀，有蒂，指診檢查直腸內可觸及活動度好、質硬、表面光滑的腫物，舌淡紅，苔薄白，脈浮數。

【治則】清熱祛風，通絡止血。

【方藥】槐花散加減：炒槐花 10g、側柏葉 10g、荊芥 10g、枳殼 10g、防風 10g、地榆炭 10g。

熱盛者加黃芩 10g、梔子 10g。成藥可用地榆槐角丸。

（二）氣滯血瘀證

【主證】大便時帶血或滴血，有物脫出，常需手法復

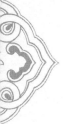

位，直腸部墜痛，息肉質硬色暗，患者面色黯淡，消瘦，食慾不振，舌暗有瘀斑，苔少，脈澀或滑。

【治則】活血行氣，消腫散結。

【方藥】少腹逐瘀湯化裁：當歸 10g、生地 10g、元胡 6g、五靈脂 10g、沒藥 10g、蒲黃 8g、赤芍 15g、枳殼 10g、牛膝 8g，桂枝 10g、小茴香 10g、皂刺 10g。

（三）脾氣虧虛證

【主證】大便時出血，色淡，便時有物脫出肛外，需手法復位，脫出物表面粗糙，色淡紅，伴形體消瘦，心悸氣短，腹瀉，便中有黏液，舌淡體胖，苔白，脈沉細。

【治則】健脾溫中，益氣攝血。

【方藥】黃土湯加減：地黃 15g、炙甘草 10g、白朮 12g、附子片 6g、阿膠 10g、黃芩 15g、灶心土 20g（先下）、黨參 15g。

出血多者加血餘炭 10g、荊芥炭 10g。成藥可用歸脾丸。

（四）腎虛寒凝證

【主證】腹痛，腹瀉，便中帶血和黏液，便時有物脫出，需手法復位，脫出物多為多發的直腸贅生物，表面呈暗紅色，患者四肢不溫，身倦無力，直腸鏡下可見腸腔內有數量眾多的息肉，或有蒂，或無蒂，大小不一，尚可見患者口唇與四肢表面有小而黑的色素斑，舌淡，苔少，脈細弱。此類多見先天性、家庭性息肉病。

【治則】溫陽通脈，益氣養血。

【方藥】金匱腎氣丸合人參健脾湯加減：熟地 15g、

山藥 10g、山萸肉 10g、澤瀉 10g、茯苓 12g、桂枝 10g、製附片 8g、黨參 12g、當歸 10g、白芍 12g、甘草 10g。

二、外治法

【灌腸療法】中藥煎劑經肛門灌注於直腸內，保留 4～6 小時，對緩解臨床症狀有較好作用。

【藥用】烏梅 12g、貫眾 15g、五倍子 9g、夏枯草 30g、半枝蓮 15g、槐角 9g，水煎濃縮成 100ml，每晚睡前保留灌腸，10 天為 1 療程。或用乳香 10g、沒藥 10g、生薏仁 15g、青黛 3g，水煎濃縮成 100ml，保留灌腸。

三、結紮療法

是治療單發直腸息肉常用方法。

【具體操作方法】肛門局部消毒後，在直腸鏡下用血管鉗夾住息肉基底，選用 7 號絲線結紮之，數日後息肉缺血壞死脫落而癒。

四、套紮療法

採用痔套紮器，在直腸鏡下，利用負壓原理將息肉吸入套紮器內進行套紮，此法適用於無蒂的直腸息肉，或多發的直腸息肉。

五、電灼療法

對位置較高，數量較多的直腸（結腸）息肉，常選用電灼法，即在內窺鏡下用高頻電極分別燒灼息肉。

六、注射療法

適應於用直腸鏡或乙狀結腸鏡能暴露的息肉。

【操作方法】患者取胸膝位，用內窺鏡顯露息肉後，用注射器接長注射針頭，或用注射器抽藥後接上帶長塑料

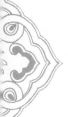

管的小兒頭皮針，並將其固定在乙狀結腸活檢鉗上。

術者能透過窺鏡將針頭穿刺息肉根部，令助手推注抽好的硬化劑至蒂根部發白為止，10 天後息肉根部可逐漸萎縮硬化脫落。

七、手術療法

適應於直腸腔內息肉較大，而基底廣闊，經肛門路摘除困難者。

【操作要點】腸道準備後，在合適的麻醉下，取俯臥位，在臀部正中線上，自骶骨下端至肛門上方 2cm 處作縱形切口，切開皮膚筋膜，切除尾骨，結紮骶中動脈，切開提肛肌和直腸後壁，顯露息肉切除之，止血後，依次縫合各層組織，局部放引流。

護理預防

1. 飲食改以清淡為主，調整飲食習慣，多食用蔬菜等粗纖維食物。

2. 注意患者的情緒變化，做好解釋工作和心理護理。

✳ 第十一節　直腸前突綜合徵證治

直腸前突主要多見於中、老年女性，多由分娩、人工流產、婦科炎症及結腸炎等病所致直腸陰道隔鬆弛，直腸前壁向陰道突出，使排便時壓力朝向陰道方向而不向肛門，糞塊存積在直腸前突的囊腔內，造成大便梗阻。

主要表現為排便困難，肛門處有梗阻感，排便時肛門處壓力分散，有排不空感，部分病人需用手在肛周或陰道

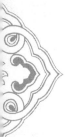

內加壓，甚至用指扣出糞塊，而造成的肛門損傷，引起肛門疼痛，便鮮血等症狀。

此病容易誤診為痔瘡、肛裂、便秘等疾病。

病因病機

1. 肺、脾、腎虧虛，久病不癒，或過度勞作，房事不節，產育過多，皆可引起氣血不足，濕熱下注，或腸道津液虧虛，而造成大便秘結。

2. 直腸陰道隔鬆弛，則直腸前壁易向前膨出，類似疝突出。

3. 慢性便秘致腹內壓長期增高的女性，對直腸陰道隔長期處於高壓環境下，而使直腸陰道隔鬆弛，而致直腸向前陰道突出。

辨證要點

1. 排便困難，多為 2 日以上排便 1 次，每次排便時間延長，伴有肛門墜脹及便意不盡感。

2. 肛門指檢，直腸前下方可觸及到明顯凹陷。

3. X 光排糞照影示，直腸下段前壁呈囊狀突向前方。

鑑別診斷

一、痔瘡

大便時肛門部出血，色鮮紅，或肛內有腫塊脫出肛外，肛門鏡檢，可以發現肛門內外可見到痔塊，大便乾燥時可有便秘，一般大便排出通暢。

二、肛裂

主要表現為大便乾燥時肛門疼痛，出血，尤以肛門疼痛為其區別點，肛門檢查可見肛門緣前方或後正中有潰瘍或裂痕。

三、一般便秘

多是大便乾燥，秘結難排，服用軟便瀉下藥一般有效。這種便秘用一般瀉下藥多沒有效果。

施治方法

一、內治法

（一）脾虛氣陷證

【主證】肛門墜脹，大便排出困難，大便稀溏，便次增多，面色少華，頭昏神疲，四肢乏力，納食不香，舌淡，苔薄白，脈弱。

【治則】健脾益氣，升陽舉陷。

【方藥】人參 10g、黃蓍 20g、當歸 6g、柴胡 6g、升麻 6g、炒白朮 10g、陳皮 5g、防風 5g、炙甘草 5g、葛根 10g。

（二）氣滯血瘀證

【主證】大便排出困難，肛門脹痛、下墜，心煩、失眠，兩脅刺痛，易怒面紅，舌紫或舌紅有暗斑，脈弦。

【治則】活血化瘀，疏肝理氣。

【方藥】當歸 10g、赤芍 10g、生地 15g、紅花 10g、桃仁 10 杏仁 10g、柴胡 10g、香附子 10g、炒枳殼 10g、木香 6g、川楝子 10g、甘草 5g。

二、手術及其他治療法

（一）經直腸內修補

患者取俯臥位，雙下肢下垂 45°左右，下腹及恥骨聯合部略墊高。可用腰麻或骶麻。用寬膠布黏貼雙側臀部，向兩側牽開，顯露肛門部。常規消毒臀部、肛門及陰道，用手指輕輕擴張肛門，以容納 4～6 指為宜。將直角拉鉤或「S」形拉鉤伸入肛門內，助手協助暴露直腸前壁。具體手術方法分 2 種。

1.Sehapayah 法：

在直腸下端，齒線上方 0.5cm 處做縱形切口，長約 7.0cm，深達黏膜下層，顯露肌層，根據前突的寬度，游離兩側黏膜瓣，為 1.0～2.0cm。

左食指插入陰道內，將陰道後壁向直腸方向頂起，以便於協助壓迫止血及防止損傷陰道，然後用 2～0 鉻製腸線縫合，進針點距中線的距離可根據前突程度而定，一般進針點選擇在前突的邊緣正常組織處，可從右側肛提肌邊緣自外向內進針，再從左側肛提肌邊緣自內向外出針，間斷縫合 4～5 針。

縫畢，用右手食指觸摸到一條垂直而堅固的肌柱。縫合時針尖切勿穿過陰道後壁黏膜，以防發生陰道直腸瘻。最後修正兩側黏膜瓣，用鉻製羊腸線間斷縫合黏膜切口。直腸內置凡士林紗條，從肛門引出。

2.Khubchandani 法：

在齒線處做橫切口，長為 1.5～2.0cm，在切口兩端向上各做縱形切口，每側長約 7.0cm，成「U」字形。游

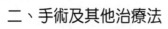

離基底較寬的黏膜肌層瓣（瓣內必須有肌層），黏膜肌層瓣向上分離須超過直腸陰道隔的薄弱處。先做 3～4 針間斷橫行縫合，橫行疊縫鬆弛的直腸陰道隔，再做 2～3 針間斷垂直縫合，縮短直腸前壁，降低縫合黏膜肌層瓣的張力，促進癒合。

切除過多的黏膜，將黏膜肌層瓣邊緣與齒線間斷縫合，最後間斷或連續縫合兩側縱形切口。

（二）直腸閉式修補法（Block 法）

根據前突大小，用彎曲管鉗縱行鉗夾直腸黏膜層，再用 2-0 鉻製腸線自下而上連續縫合黏膜肌層，直到恥骨聯合處。

縫合時應下寬上窄，以免在上端形成黏膜瓣影響排糞。該法僅適用於較小的（1.0～2.0cm）直腸前突。

宋太平、鞏躍生對 1986-1989 年 6 位學者所做的直腸前突經直腸修補術的療效進行了對照見表。

直腸前突經直腸修補術的療效對照表

作者	例數	隨訪年	有效率（%）
Sultivan 等（1968）	151	1.5	79.5
Capps 等（1975）	51	-	94.0
Sehapayak 等（1985）	355	-	84.5
Khubchandani 等（1985）	59	1.5	93.2
喻德洪等（1988）	51	2.0	76.5
Scarles 等（1989）	16	1.0	93.8

經直腸入路修補直腸前突的優點有以下幾個方面：

①方法簡便；

②可同時治療其他伴隨的肛管直腸疾病；

③可用局麻完成手術；

④更直接接近括約肌上區，能向前摺疊恥骨直腸肌，重建肛管直腸角。

該法缺點是不能同時糾正膀胱突出或陰道後疝，有肛管狹窄者亦不易經肛門修補，合併以上情況者以陰道修補為宜。

（三）直腸內封閉縫合法修補直腸前突

其手術要點是在直腸前突處行雙重連續交鎖縫合，將該處直腸黏膜、黏膜下組織和肌層縫合在一起，消滅直腸前壁囊袋。連續交鎖縫合要勒緊，以達到絞窄效果，從而引起黏膜壞死脫落，靠該處黏膜下和肌層組織使創面快速癒合。該類手術適用於中間位直腸前突。

特點是快速，簡單易行，出血少。不足之處是有時前突封閉不完全，術後可復發。

必須注意，單純直腸前突較少，多合併有直腸前壁黏膜脫垂、直腸內套疊、會陰下降、腸疝等。治療時應同時治療合併疾患，否則將影響療效。另外，需要認真做好術前準備和術後護理。

術前 3 天口服腸道抗生素，術前 2 天進軟食，手術當日禁食，並清潔灌腸、沖洗陰道。術後繼續用抗生素或甲硝唑等預防感染，進流食，保持 5～7 天不排大便。

（四）手術加武當功法治療直腸前突 168 例
（為筆者自創的手術方法）

1.治療方法：

手術前 1 小時採用清潔灌腸清洗腸腔，待患者排淨腸

腔內餘水後，休息 15 分鐘即可進入手術室。

　　取向右側臥位，碘伏常規消毒肛門手術區，1%利多卡因在肛門截面位 3、6、9、12 點處注射麻醉，每處約注射 3～5ml，待肛門鬆弛後，以左手食指由陰道內將直腸前突部分頂向肛內，右手持彎止血鉗，在左手食指導引下，夾住突向陰道的腸黏膜提起，另用一彎止血鉗在肛門齒狀線上 0.5cm 處夾住提起的腸黏膜。

　　根據突出程度的輕重，所夾黏膜多少不一樣，突向陰道的直腸超過 3.1cm 以上者，夾取黏膜 3cm，突出 3cm 以內者，只需夾取 2～2.5cm 即可，若突出部分超過 3.1cm 以上者，可行「品」字型結紮，以校正理想為度。在夾黏膜的止血鉗後部，距齒狀線 0.5cm 處剪一小口，用彎針穿 4 號絲線，在操作區消毒後，在鉗下穿過，行「8」字縫紮、結紮後，多餘黏膜呈球狀，指檢肛內，這時肛內向前突出的凹陷已消失。

　　再用左手食指插入肛內，摸準痙攣的內括約肌，在肛門截石位 7 點邊緣 1.5cm 處，作縱形切口，切口約有 0.5cm 大，再用彎止血鉗由肛外緣 1.5 處插入，將所痙攣的內括約肌挑起，穿入橡皮筋，由肛內引出肛外用止血鉗在橡皮筋根部夾緊，用 10 號絲線結紮（操作有如肛瘻掛線法）。用雙手四指擴肛，若並發有其他肛門直腸疾病，可以根據情況酌情手術，以提高療效。

　　術畢傷口壓消炎止血紗條，蓋無菌紗塊、膠布固定，將病人扶回病房，肌注 TAT 注射液 1500 單位，預防破傷風，手術當天限制排便，術後第二天排便後用溫花椒鹽開

水坐浴，傷口用九華膏換藥，至傷口痊癒。

2.武當功法的具體練法：

待手術創面全部痊癒後，即可練功。每天早晨起床前和每天晚上睡覺前，分別練一次功法。

先將全身放鬆，調整呼吸，心態平和，取雙膝跪位，臀部撅起，作到頭低臀高，雙手放在頭部兩側，用腹式呼吸，吸氣時將會陰及肛門向上提，意念提致肚臍下，呼氣時將肛門及會陰放鬆，一呼一吸為一次。一般每天早晨和每天晚上各練此功 20～50 次。

3.注意事項：

練功時需要環境安靜，空氣良好，心態平和，呼吸以緩慢為妙，不可過急，不可用力過猛，不可用力過大，要順其自然為好。

【功能及效果】此功法屬於武當道教三天門悟性氣功中的一式，其主要功能是：疏通督、任二脈氣血，調和衝帶二脈功能，改善盆底血液循環，增強會陰部肌肉群的工作能力。

練此功大多數在一週內可使臨床症狀改善，堅持練此功，可預防肛腸疾病，如痔瘡、便秘、腹瀉及直腸前突、會陰下降、結腸炎等，性功能方面，可治婦女陰道肌肉鬆弛，可治男性陽痿、早洩、性功能減退等。

4.療效評定標準：

（1）治癒：症狀消失，排糞照影正常。

（2）好轉：症狀及排糞照影改善。

（3）無效：症狀及排糞照影無改善。

5.治療結果：168 例全部痊癒出院。

【典型病例】

黃 XX，39 歲。大便排出困難 16 年，近 5 年加重，平時大便如球狀，每 3～4 天一次大便，排便時肛門呈撕裂樣疼痛，大便帶鮮血，呈點滴狀，便後休息 1～2 小時疼痛方可緩解。

1996 年 9 月曾在南京某三甲醫院行肛裂手術，術後效果不佳。平時靠服多種瀉藥，3～4 天方能排便一次，入院前一月又在南京某三甲醫院檢查，行排糞照影、腸道運輸試驗，診斷為腸道運輸減慢、直腸前突、肛裂、混合痔。擬定行結腸部分切除術（具體術式不詳）。經人介紹，來我院就診，院外檢查資料如上述。

患者呈慢性病容，表情痛苦，述已有 4 天未排大便，經用上述手術方法，術後第二天患者排出少量大便（因術前做過清潔灌腸），以後每天能自由排出大便，住院 15 天，痊癒出院。

【討論】

直腸前突以前教課書介紹甚少，因此臨床對此病認識不足，常把此病誤診為痔、肛裂、直腸脫垂、腸套疊等，有些甚至多次行肛門直腸手術而忽略了直腸前突，隨著科技進步，檢查手段日漸完善，X 光排糞照影對此病的診斷提供了有力依據。

透過我們對臨床 168 例病人觀察，認為直腸前突是因為直腸陰道隔鬆弛，排糞進直腸前壁向陰道突出，由於糞便通過的道路發生改變引起糞便通過困難。用力排糞加重

了直腸前突，前突又加重排糞困難，由此引起大便秘結。長期便秘造成肛門內外括約肌痙攣，肛門括約肌痙攣加用力排糞引起肛裂、痔的發生，造成惡性循環，形成肛門直腸部前鬆後緊的出口梗阻情況。

我們根據局部病理特點，自創一種點狀結紮括約肌鬆解加武當功法鍛鍊，治療此病 168 例，其中在術後半年開始隨訪或信訪 168 例，最長病例術後達 5 年，有效率是100%，治癒率 98%。此療法具體特點是：

（1）採用局部麻醉即可完成手術，提高了麻醉的安全性。

（2）手術前突部是由肛門入路，採用閉合性傷口，不損傷直腸陰道隔，避免手術併發症及手術後遺症。

（3）用掛線法切斷痙攣的括約肌，是一種回饋療法，提高肛門直腸排糞反射功能，解除肛門括約肌痙攣，緩解出口梗阻。

（4）手術只是結紮去除直腸下段向陰道突出的多餘病理組織，不損傷正常組織，符合中醫「祛邪不傷正」的治療原則。

（5）採用武當道教功法鍛鍊是此療法關鍵一環。因為人類盆底肌群受內臟壓迫，血液循環不良，加上患病後內在平衡失調，造成排糞困難，形成出口梗阻，局部肌群常不堪重負，而長期疲勞，導致損傷，人們對此局部又缺乏保健意識和有效的鍛鍊方法，故稱此處為人體的重災區。這樣的環境下，即使用手術調整瞭解剖學的位置，若不加保護與合理的功能鍛鍊，治療效果難以維持。我們在

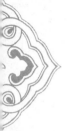

此病治療方面，既注意手術校正其解剖位置，又注意術後功能保護與鍛練，所以取得了以上良好效果。

❋ 第十二節　肛管直腸癌證治

肛管直腸癌是臨床上常見的惡性腫瘤之一，以大便下血，時流臭水，色黯不鮮，裏急後重，腹部或肛門部腫硬疼痛為主症。其特點初期除便血外多無自覺不適，中晚期腫塊逐漸增大，中心潰爛，便黏流膿血，奇臭難聞，裏急後重，預後不良。

本病武當道教醫藥稱「鎖肛痔」或「臟癰痔」。

病因病機

多因外感六淫，臟腑氣血失調，大腸肛門部經脈阻塞，滯結成積；或因痰濁壅盛，鬱阻經脈，痰濁氣血互結而發；或因嗜食甘肥，過食辛辣，過度飲酒，濕濁內生，蘊久化熱，濕熱互結，下注大腸而致；或肝氣鬱滯，脾失健運，大腸功能失常，氣血瘀滯，久鬱成結，聚於肛門發為本病。亦可因寄生蟲、腸道慢性炎症、腸息肉、肛門濕疣等誘發。

辨證要點

1. 四季均可發病，中老年多見。

2. 便血：大便時手紙帶血，或便中常夾黏液與血，血色暗紅，初期量少，後期量多，有惡臭。

3. 排便異常：主要發生在中晚期肛管直腸癌患者。多

數為腹瀉，便次增多，便中有黏液和血，少數因腫塊增大引起排便困難，常伴裏急後重，便條變細、變形。

4. 疼痛：肛管癌和晚期直腸癌引起盆腔轉移者，常伴有肛門會陰部的疼痛，晚期疼痛劇烈，嚴重影響工作和休息。

5. 全身症狀：發病日久，常伴消瘦、貧血、腹脹、食慾不振、低熱等症狀。

6. 局部腫塊用指診可在肛管或直腸內觸及腫塊，腫塊形狀不規則，邊緣不整齊，表面高突不平。早期腫塊有一定的活動度，晚期則與四鄰組織黏連固定，當直腸內腫物增大，中心區常形成潰瘍，呈火山口狀，一些腫塊的不斷增大，可造成肛管和直腸環狀狹窄，影響大便通過。指套上常染有膿血和黏液。

鑑別診斷

一、內痔
見內痔一節。

二、直腸息肉
見直腸息肉一節。

三、肛門濕疣
肛門濕疣發病在肛周皮膚，成孤立一個或散在成片，表面呈柔軟的贅生突起，以與皮下組織無明顯黏連為主要鑑別點。

四、肛瘻
肛管直腸癌和肛瘻均可在肛周觸及腫塊，但肛瘻的腫

塊發生突然，呈炎症包塊，紅腫熱痛明顯，破潰流膿可緩解症狀，形成瘻管，可觸及明顯的瘻管和摸清楚瘻管的走行方向，鑑別不難。

五、痢疾

肛管直腸癌和痢疾均有裏急後重和黏液血便，腹瀉，鑑別的關鍵在指診。

肛管直瘍癌的直腸指診以能在肛管和直腸部觸及到質硬的腫塊為其特點。部分腫瘤位置較高，需在纖維腸鏡下方能鑑別。

施治方法

一、內治法

（一）濕熱壅結證

【主證】肛門墜脹，排便異常，大便次數增多，便中夾膿帶血，有惡臭，血色暗紅，或伴裏急後重，肛管癌常發生肛門疼痛，指診直腸肛管部可觸及腫物、質硬、表面不光滑，指套上有血跡，舌紅、苔黃膩，脈弦數。

【治則】清熱解毒，消腫散結。

【方藥】白頭翁湯加減：白頭翁 15g、黃連 6g、黃柏 10g、秦皮 10g、槐花 10g、元胡 6g、黃藥子 10g、半枝蓮 15g、桃仁 10g、紫草 8g。

（二）氣滯血瘀證

【主證】便時帶血，血色紫紅，肛門直腸墜痛不休，裏急後重，排便困難，肛門直腸腫物觸之堅硬如石，壓痛明顯，少腹脹痛，舌暗，有瘀斑，苔黃，脈弦滑。

【治則】活血化瘀，軟堅散結。

【方藥】桃紅四物湯化裁：桃仁 10g、紅花 8g、當歸 12g、生地 12g、川芎 12g、赤白芍各 15g、三棱 10g、莪朮 12g、穿山甲 10g、枳殼 10g、香附 15g、連翹 12g。

出血多者加茜草、地榆炭各 10g；排便困難加大黃 6g、鬱李仁 10g。

（三）氣陰兩虛證

【主證】每日大便數次，以黏液為主，常伴有血水，血色淡暗，全身無力，食慾不振，消瘦，面色蒼白，心煩口乾，午後低熱，夜間盜汗，舌淡紅，質胖，苔薄白而少，脈細數或弱。

【治則】益氣養陰，扶正培本。

【方藥】八珍湯加味：黨參 15g、黃蓍 15g、炒白朮 10g、白茯苓 15g、炙甘草 10g、當歸 10g、生地 12g、川芎 10g、黃精 15g、五味子 10g、白花蛇舌草 15g、紫河車 8g、天花粉 15g、丹皮 10g。

二、外治法

（一）敷藥療法

局部出血，潰瘍者，可用玉露膏或四黃膏外敷，疼痛，水腫明顯者，可用如意金黃散外敷，每日 3 次。適用於肛管癌。

（二）灌腸療法

用敗醬草 30g、白花蛇舌草 30g，煎水 80ml，保留灌腸，每日 2 次，適用直腸癌。亦可用黃連 10g、白芍 10g、地榆 10g、阿膠 10g、連翹 10g，水煎 100ml，保留

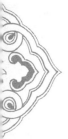

灌腸，適用於直腸癌出血嚴重的患者。

三、單驗方

1. 瓜蔞 15g、敗醬草 15g、槐角 9g、白花蛇舌草 15g、木鱉子 15g、土茯苓 15g、土大黃 15g、核桃樹枝 30g、馬齒莧 15g、藤梨根 30g。煎水內服，1 日 2 次。

2. 半枝蓮 30g、山豆根 30g、訶子 15g、木鱉子 15g、苡仁 15g、白花蛇舌草 15g、黃蓍 30g、白朮 15g。煎水內服，1 日 2 次。

3. 黃藥子 300g、白酒 1500g。浸 24 小時，盛於瓶內，封瓶口，放入水中加熱到 60～70℃ 2 小時，再放入冷水浸泡 3 天，每日 100ml，分數次內服。

4. 喜樹葉鮮品每日用 500g，乾品用 250g。煎水內服，1 日 2 次。

5. 黃藥子 60g、山豆根 12g、敗醬草 30g、白鮮皮 120g、夏枯草 120g、七葉一枝花 60g，共研細末，煉蜜為丸，每丸重 9g，每日服 4～6 丸。

四、注射療法

1. 喜樹注射液，每 2ml 含喜樹果生藥 4mg，每日 4ml 肌肉注射。

2. 核桃樹枝及天葵注射液，肌肉注射，每次 2ml，每日 1 次。

3. 鴉膽子注射液，配成 10%鴉膽子注射液，每次 2ml，隔日 1 次肌肉注射或癌瘤局部注射。

4. 半枝蓮、白花蛇舌草及夏枯草注射液，每日 1 次，每次 2ml 肌肉注射。

5. 三棱、莪朮等量，製成 5%或 10%～20%溶液，肌肉或局部注射，每次 2ml，每日 1 次。

6. 採用 FA-865（中藥）注射液，直接注射在直腸癌腫周圍和瘤體內，以及直腸周圍組織內，可使腫瘤縮小或壞死脫落，對控制轉移和發展有一定的療效，能提高生存質量，減輕臨床症狀。

【具體操作】局麻，在直腸鏡下找到病變組織，直接進行注射。根據瘤體的大小，注射適量的藥液，一般注射40～60ml，每週 1 次，2 週 1 個療程。

五、手術方法

早期癌腫侷限在腸壁或僅有癌腫附近的淋巴結腫大，而癌腫及轉移病灶無黏連固定者，可行廣泛的手術切除，如病灶癌腫浸潤廣泛，不能行根治手術時，可作永久性人造肛門和捷徑手術，並運用中草藥和化學藥物配合應用。

護理預防

1. 培養良好的飲食習慣，禁辛辣、生冷之物，飲食不可過分精細，不吃發霉的食物，進食不宜太熱、太硬、太快。

2. 禁用峻下瀉劑。

✳ 第十三節　肛門濕疹證治

肛門濕疹是一種非傳染性的過敏性慢性炎症性肛周皮膚病。常反覆發作，經久不癒。

本病武當道教醫藥稱為「浸淫瘡」「肛周風」等。

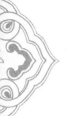

現多稱「肛門頑濕」「肛門濕瘍」。

病因病機

本病多因飲食不節，過食魚腥甘肥，或因食積蟲擾，脾失健運，濕熱蘊阻，下注肛門，外受風侵襲，充於腠理，浸淫肌膚而發。

或陰血虧虛，血虛生燥，膚失所養，濕濁之氣客於肌表所致；也可因脾胃虛弱，濕濁內生，濕久化熱，濕性黏滯，重濁趨下，襲於肛門腠理，水濕蘊內而致。

辨證要點

1. 夏秋季多發，成人多見。

2. 急性肛門濕疹：

發病急驟，病程較長，初起時皮膚損害有紅斑、丘疹、滲出、糜爛、結痂和脫屑等。一般表現為 1～2 種症狀。輕者微癢，重者瘙癢劇烈，難以忍受，呈間歇性或陣發性發作，夜間增劇。常伴有全身症狀，如發熱，局部紅腫，睡眠不佳。

3. 亞急性肛門濕疹：

多由急性肛門濕疹遷延不癒而致，病情較緩慢，水疱不多，滲液少，常有紅斑、丘疹、痂皮、糜爛同時出現。

4. 慢性肛門濕疹：

病程纏綿，皮損界線不清，肛緣皮膚增厚粗糙，呈苔蘚樣改變，彈性減弱或消失，常伴有皸裂，皮色灰暗或蒼白，症狀反覆發作。

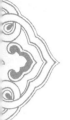

鑑別診斷

一、肛門接觸性皮炎

接觸性皮炎有明顯的接觸物刺激史，如軟膏、膠布等，皮損僅限於接觸部位，皮損形態單一，水疱大，境界清楚，去除病因後，皮炎消退快，且很少復發，鑑別不難。

二、肛門神經性皮炎

肛門濕疹與肛門神經性皮炎均發生肛門瘙癢不適，但肛門神經性皮炎常先局部瘙癢，後出現皮膚損傷，扁平丘疹，繼有苔蘚樣改變，色淡發褐，病變部位大，可從肛門延至骶尾部、會陰和陰囊。

三、肛門瘙癢症

肛門瘙癢症以局部奇癢為主，常無滲出，很少有皮損，抓破後繼發滲出、出血，局部以抓痕為主。

施治方法

一、內治法

（一）濕熱下注證

【主證】以急性、亞急性濕疹多見。起病較急，皮損為潮紅，伴有丘疹，水疱，黃水淋漓，局部灼熱瘙癢，大便秘結，小便短赤，舌淡紅，苔黃膩，脈滑數，此為熱重於濕。若起病緩慢，皮損以丘疹、水疱為主，滲水較多，伴倦怠乏力，納呆，大便溏稀，舌淡，苔白膩，脈滑，為濕重於熱。

【治則】清熱利淡，佐以祛風止癢。

【方藥】萆薢滲濕湯加減：萆薢 10g、生苡仁 12g、丹皮 10g、黃柏 10g、茯苓 12g、澤瀉 10g、木通 6g、滑石 15g、防風 10g、枳殼 10g。

熱盛者加梔子 10g、蟬衣 3g，濕重者加萹蓄 10g、陳皮 10g。成藥可用防風通聖丸。

（二）血虛風燥證

【主證】以慢性肛門濕疹多見。病情反覆發作，病程遷延綿長，肛周皮損肥厚，伴角化皸裂，呈苔蘚樣改變，色素沉著，伴心煩易怒，午後低熱，夜寐不佳，舌質紅，苔少，脈細數。

【治則】養血潤燥，清熱祛風。

【方藥】滋陰除濕湯化裁：元參 10g、生地 12g、白鮮皮 10g、當歸 10g、丹參 10g、蛇床子 12g、澤瀉 8g、防風 10g。

若大便乾結加知母 10g、柏子仁 10g，心煩易怒加丹皮 8g、銀柴胡 8g。成藥可選用當歸片。

（三）熱毒壅盛證

【主證】多為急性肛門濕疹合併化膿性感染者。肛周皮膚紅腫，痛不可按，流黃水伴血水，身熱惡寒，頭痛無力，舌紅，苔白根部膩，脈弦數。

【治則】清熱解毒。

【方藥】仙方活命飲加減：白芷 10g、貝母 8g、防風 10g、赤芍 15g、甘草 8g、當歸尾 10g、乳香 5g、沒藥 8g、穿山甲 10g、陳皮 10g、天花粉 12g、銀花 10g。

此為急則治其標的治則。待肛門濕疹急性化膿性感染緩解後仍按證型辨證治療。

二、外治法

常配合內服中藥治療。

（一）濕敷療法

生地榆 30g、馬齒莧 30g，煎湯 100ml，濕敷患處，每日 2 次，適應於濕熱證候。

冬青葉 100g，加水 500ml，煮沸後取液濕敷肛門局部，每日 2～3 次，適應於濕疹的各種證候。

（二）薰洗療法

蛇床子 15g、苦參 20g、川椒 10g、艾葉 10g、明礬 30g，加水 2000ml，煮沸後靜置候溫，坐浴薰洗局部，每日 2 次，適應於濕熱型和血虛風燥型肛門濕疹。

花椒 15g、枯礬 15g、朴硝 30g，加水 2000ml，煮沸後先薰後洗濕疹患處，每日 2 次，適用於濕重於熱型證候。

（三）敷藥法

濕毒膏每日 2 次，塗敷患處，外用紗布包紮固定，適用於濕重於熱型證候。

五倍子散每日 3 次，塗散於患處，能收濕止癢。適應於血熱、血虛風燥型證候。

三、單驗方療法

1. 青黛散麻油調搽患處，每日 3 次。適應於肛門濕疹、糜爛、膿疱、結痂。

2. 10%明礬熱溫水外洗，適應於慢性濕疹作癢者。

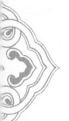

3. 番茄洗淨後用酒精消毒，去外皮，用紗布或滅菌銅絲網壓出漿汁，用此汁外敷，每日 3～4 小時更換一次，適用於濕熱型濕疹。

4. 全蠍散：全蠍 15g、白礬 62g、冰片 3g，將白礬入鍋內化開後加入全蠍，煅枯待冷後與冰片共為細末。用於慢性濕疹奇癢不止。

5. 陀柏散：密陀僧 30g，黃柏麵 20g，冰片（研末）2g，外塗患處。有滲出者乾敷，無滲出者麻油調敷。用於急性肛門濕疹。

6. 黑豆餾油膏：將黑豆裝砂壺內，密閉，壺嘴向下，周圍木炭燃燒，半小時後有黑色油汁滴出，直至油滴盡。黑豆油 10g，氧化鋅 10g，凡士林 80g，調勻，敷於患處。用於慢性濕疹。

7. 車前草 100g，搗汁口服，適應於濕熱下注型肛門濕疹。

四、針刺療法

【主穴】血海、三陰交、會陰。

【配穴】脾虛配足三里、關元，瘙癢甚者配太谿、長強。採用平補平瀉法，每日 1 次。

護理預防

1. 發病期間應保持肛門局部清潔乾燥衛生，經常用溫水清潔局部，對其過敏的食物、生活用品，如各種皮毛、化妝品等忌用。

2. 禁食魚、蝦、辛辣及酒等刺激之物。

3. 保持樂觀，情緒穩定。

4. 肛門局部瘙癢時忌用不乾淨的手抓癢，以免抓破皮膚誘發感染。

✳ 第十四節　肛門瘙癢症證治

肛門瘙癢症是以肛門皮膚劇烈瘙癢，搔抓後引起抓痕，血痂，皮膚肥厚，苔蘚樣變為主症的肛門皮膚病。本病無任何原發性皮損，頑固難治。

武當道教醫藥有「肛門癢」之稱。

病因病機

由於腠理不密，風寒或風熱之邪客於肌膚，致使經絡受損，皮膚作癢起粟；或由於飲食不當，過食辛辣刺激、酸鹹甘肥，積濕生熱，下注肛門而生；或進食海味腥羶，脾胃受傷，濕熱內生，阻塞肛門皮膚脈絡而發；或因素體血虛，日久生熱化風，肌膚失養而致。

辨證要點

1. 成人多見，每因濕度變化或季節交替即易復發和加重病情。

2. 瘙癢：肛門及四周皮膚瘙癢，時輕時重，纏綿難愈，常伴針刺感或灼熱感，尤以晚間為重。

3. 肛門部潮濕：局部皮膚呈蒼白色，有濕潮感，常伴有肛管炎和其他肛門疾病。

4. 症狀反覆發作，與情緒變化有關係。

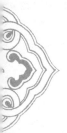

鑑別診斷

一、肛門濕疹

見肛門濕疹一節。

二、肛門癬

肛門瘙癢症與肛門癬均有肛門瘙癢，但肛門癬為體癬，常在全身多處發生皮損，邊緣清楚，表面乾燥，有脫屑，常伴有抓痕。鑑別較易。

三、肛門濕疣

肛門濕疣雖有瘙癢，但疣贅發生在肛周皮膚上，呈多個或單個突起性贅生物，這些贅生物生長較快，鑑別不難。

施治方法

一、內治法

（一）血熱風盛證

【主證】發病初起肛門瘙癢伴灼熱感，遇冷遇熱則癢甚，肛周皮膚潮紅，皮膚界線不清，口苦咽乾，心煩易怒，大便秘結，小便短赤，舌尖紅，苔薄黃，脈浮數。

【治則】涼血清熱，消風止癢。

【方藥】涼血消風散加減：生地 10g、當歸 10g、知母 10g、蟬衣 3g、生石膏 20g、苦參 12g、丹皮 8g、赤芍 12g、荊芥 10g、白蒺藜 8g、生甘草 6g。

便秘時加生大黃 6g。

（二）濕熱內壅證

【主證】多見於病程較長的患者。肛門部潮濕瘙癢，常蔓延陰囊、會陰，時輕時重，肛周皮膚粗糙，皺褶肥厚，分泌物增多，常伴胸悶不適，不思飲食，大便秘結，舌淡，苔膩，脈滑略弦。

【治則】清熱利濕，祛風止癢。

【方藥】龍膽瀉肝湯化裁：龍膽草 6g、梔子 8g、黃芩 10g、柴胡 8g、車前子 8g、生地 12g、澤瀉 8g、蘇梗 8g、當歸 10g、木通 5g。

便秘時加炒決明 12g、麻子仁 10g，癢甚加鉤藤 15g。

（三）血虛內熱證

【主證】多為久治不癒，病程纏綿的患者。肛門部奇癢難忍，皮膚乾燥，無光澤，少彈性，伴有抓痕和血痂。夜寐難安，睡少夢多，或久治無效。每逢情緒波動則症狀加重，舌紅苔少，脈細數。

【治則】養血潤燥，息風止癢。

【方藥】藥用當歸飲子：生熟地各 12g、何首烏 10g、當歸 10g、白芍 12g、荊芥 10g、白蒺藜 12g、防風 8g、生黃蓍 15g、川芎 10g、炙甘草 8g。

睡少夢多者加遠志 10g、柏子仁 10g；午後低熱者加地骨皮 12g、丹皮 10g。

二、外治法

（一）薰洗法

可用止癢薰洗湯。

【方藥】苦參、蛇床子、地膚子、白鮮皮、川椒、黃

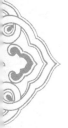

柏各 15g，加水 200ml，煎湯先薰後洗患處，每日 2 次。
主治各類肛門瘙癢症。

（二）擦藥敷藥法

九華粉洗劑，每日 4～5 次，用毛筆蘸藥塗抹患處。
適用於風熱、濕熱證。濕毒膏，塗敷局部，每日 2～3
次，適應於血熱、風熱證。具有收濕止癢之功。

三、單驗方療法

1. 黃柏 30g，煎湯外洗，每晚 1 次。

2. 苦參 30g、蛇床子 60g，水煎外洗，每日 1 次。

3. 川烏 15g、草烏 15g、馬齒莧 30g、蔥白 15g，上藥
煎湯，薰洗患處。治肛門瘙癢合併痔瘻。

四、針灸療法

（一）體針療法

【主穴】腎俞、長強、承山、太谿，每日選 2～3 個
穴位，採用強刺激手法，每日針 1 次。適應於各種瘙癢症。

【配穴】大便秘結，腹脹，配氣海、脾俞；心煩低
熱，夜不能眠，配神門、曲池。

（二）耳針療法

取神門、交感、腎上腺、內分泌、肺區、癢點等穴，
每次選用 2～3 穴，單耳埋針，雙耳交替，每週交換 1 次。

（三）耳背放血療法

以潔淨三棱針，刺穿耳背靜脈，放血少許，待其自
止。每 5～10 天 1 次。

五、局部封閉療法

對於頑固性的肛門瘙癢症，可選用美藍液局部封閉。

【操作方法】用 2%美藍液 2ml 加 1%普魯卡因 40ml，將上述藥液點狀注射於瘙癢區，藥物注射於皮內，每個注射點注藥 0.2ml，注射後局部用無菌紗布包紮固定。術後肛門區約有 4 小時灼痛感，以後會產生麻木感，大約可持續 20 天左右。

六、手術療法

肛門瘙癢久治不癒，嚴重影響工作和生活時可採用手術方法。此法適應於頑固性的肛門瘙癢症。

【操作方法】肛周皮膚瘙癢區行局部浸潤麻醉，在截石位距肛緣 2cm 的 3、9 點位皮膚表面做長 1cm 的切口，深達皮下組織，然後用手術刀潛行分離皮膚，使皮膚神經末梢徹底離斷，最後縫合切口，即達治癒目的。術中應注意保護肛管皮膚及括約肌。術後每日傷口清潔消毒，更換敷料，7 日後拆線。如發生傷口感染，應及時拆除縫合線，外用消炎粉，直至傷口癒合。

護理預防

1. 及時治療全身和局部原發疾病，如痔、瘻、裂、腹瀉、蟯蟲等。

2. 注意飲食，忌食腥辣之物。

3. 避免接觸對自己過敏的食品、化學藥品、生漆等。

4. 用溫水洗淨肛門，避免用碘性肥皂及有刺激性的外用藥。

5. 避免焦慮、憂慮、精神緊張。

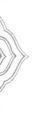

✳ 第一節　紅眼病證治

「紅眼病」是一種急性傳染性結膜炎，春夏季節多見，可分為細菌性和病毒性兩類，其流行程度和危害性以病毒性結膜炎為重。

紅眼病是由接觸性傳染的眼病，如接觸患者用過的毛巾、洗臉用具、水龍頭、門把手、游泳池的水、公用玩具等，均可引起發病。此病常在幼兒園、學校、醫院、工廠、商場等公共場所廣泛傳播，造成暴發性流行，武當道教醫藥稱此病為「暴發火眼」「天行赤眼」。

病因病機

1. 肝氣不疏，肝火上炎。
2. 外感風熱邪毒。

辨證要點

1. 雙眼發熱、燒灼、畏光、眼紅。
2. 自覺眼眼磨痛，像眼內進入砂子般地疼痛。
3. 眼皮紅腫，眼眵多，怕光，流淚。
4. 早晨起床時，眼皮常被分泌物黏住，不易睜開。

5. 個別病人眼結膜上出現小出血點或出血斑，分泌物呈黏液膿性。

6. 病性嚴重者可伴有頭痛、發熱、疲勞、耳前淋巴結腫大及全身症狀。

鑑別診斷

一、眼光電損傷

多見於工廠中不戴防護面罩而操作的電焊工。亦可表現為雙眼畏光、流淚，眼內有異物感，眼瞼發紅，結膜充血，劇痛等症狀，但它有工作環境的特殊史，並沒有相互傳染性。

二、電離性眼損傷

X線、Y線、中子流等所致之損傷，稱電離性損傷。眼部表現眼瞼紅斑，脫毛（眉毛、睫毛），放射性皮炎，皮膚潰瘍及皮膚癌，亦有結膜紅腫、充血、壞死等症狀。它亦有有害光源接觸史，但沒有傳染性。

施治方法

一、內治法

（一）熱毒熾盛型

【主證】發病較急，兩眼同患，但往往一先一後，球結膜與眼瞼均為紅腫，以紅為重，尤其球結膜，可見鮮紅一片。眵淚交流，但眵多於淚，眵黏易結，早晨起床可因眵乾涸而不能睜眼，自覺沙澀羞明。舌紅苔薄黃，脈數。

【治則】清熱解毒。

【方藥】銀花 20g、連翹 15g、蒲公英 30g、野菊花 15g、生地 20g、梔子 10g、黃連 10g。

便秘加大黃 10g。

（二）風邪熾盛型

【主證】發病火急，一兩日可達極期，球結膜與眼瞼均紅腫灼痛，但腫痛顯著，球結膜可高於角膜，眵淚交流，淚多於眵，流淚灼熱，伴頭痛鼻塞、惡寒發熱等全身症狀，舌苔白或微黃，脈浮數。

【治則】散風為主，佐以清熱。

【方藥】桑菊飲加減：桑葉 15g、菊花 15g、荊芥 10g、薄荷 10g、連翹 10g、白芷 10g、川芎 10g、黃芩 10g。

（三）經驗方

1. 夏枯草 20g、黃芩 15g、當歸 15g、牛蒡子 15g、連翹 15g、赤芍 12g、防風 12g、山梔 10g、薄荷 10g、大黃 10g、黃連 10g、黃柏 10g、川芎 10g，水煎服。

2. 紅花 10g、桃仁 10g、當歸 10g、川芎 6g、赤芍 10g、柴胡 9g、牛膝 10g、桔梗 10g、生地 20g、青葙子 10g、決明子 10g、密蒙花 10g。水煎服。

二、外治法

1. 蒲公英、黃芩、菊花、桑葉、銀花、膽草各 30g，煎水洗眼。

2. 黃柏 30g，研粗末，加水 500g，煮沸 20 分鐘，濾取清液，點眼。

3. 野菊花 30g，水煎取清液洗眼。

三、針灸療法

【取穴】合谷、太陽、少商、四白。用瀉法。

四、護理預防

1. 因傳染性強，應預防流行，對患者注意隔離。

2. 洗臉用具應一人一套，患者用過物品應用煮沸消毒。

3. 注意個人衛生，不要用髒手揉眼，勤剪指甲，飯前便後洗手，有條件外出回家後，可用清熱解毒的中藥液洗手。

✳ 第二節　瞼緣炎證治

瞼緣炎是一種常見的眼瞼疾患，多為雙眼發病，病情較為頑固，時輕時重，眼瞼充血、腫脹、肥厚、分泌物增多、糜爛、潰瘍或鱗屑，病人自覺乾痛或磨痛，刺癢鑽心難忍。

武當道教醫藥俗稱此病「爛眼邊」「風弦赤爛」。

病因病機

脾胃濕熱，外受風邪。

辨證要點

1. 眼瞼潮紅，腫脹，少眵多淚，瞼爛，結痂皮，癢或痛。

2. 瞼緣紅赤，刺癢鑽心難忍，眵多淚少。

3. 眼瞼潰爛，痂混膿血而瘡面堅硬，揭去病痂及流膿血。

4. 此病頑固難癒。

鑑別診斷

1. 紅眼病雖眼紅，但眼瞼一般不爛。

2. 紅眼病病程短，癒合快。

施治方法

一、內治法

（一）風濕型

【主證】瞼緣潮紅，少眵或無眵而多淚，癢多痛少或無痛，或有痂皮，但較輕薄。

【治則】祛風利濕。

【方藥】除濕湯：連翹 10g、滑石 15g、車前 10g、枳殼 10g、黃芩 10g、川連 10g、木通 6g、甘草 6g、陳皮 6g、荊芥 10g、防風 10g、茯苓 10g。

加減便秘加大黃 10g。

（二）風燥型

【主證】瞼緣紅赤，眵多淚少，眼乾燥乾澀，痛癢並重，其痂厚實，潤洗之後，才顯潔淨。

【治則】祛風潤燥。

【方藥】柴胡散：柴胡 10g、防風 10g、赤芍 10g、荊芥 10g、羌活 10g、桔梗 10g、生地黃 10g、甘草 6g。

【加減】癢甚加蟬衣 10g、赤芍 10g。

【主證】證同風燥型，唯其痂混有膿血而堅硬，揭之易流膿血，緣部亦隨之淺脫，只痛不癢。

【治則】瀉火解毒。

【方藥】三黃湯：黃芩 10g、大黃 10g、黃連 10g。

【加減】熱甚，脈洪大者，加黃柏、石膏、梔子之類；解毒可加蒲公英、銀花、連翹。

外貼爛弦膏藥（覆盆子葉、乾薑、生白礬、枯礬）。

二、簡易方

白礬 6g，白菊花 10g，用水煎取一大碗，澄清或過濾，每日 1 劑，分三次洗眼。用於風濕型。

蠶砂 50g，置瓦片上，文火焙焦，研成極細末，用醋酒調成糊狀，每日塗患處二三次。用於風燥型。

青黛 10g，煅石膏 36g，共研極細末，用麻油調成糊狀，同上法塗患處。用於積熱型。

雞蛋一兩個，煮熟取黃，慢火炒煎成油，同上法塗患處。或於此油內加研磨極細之膽礬少許，然後塗用。各型均可用。

本病以內外兼治為宜。外治以先洗後塗為佳。洗時如一眼輕，一眼重，則先洗輕者，後洗重者。癒後需繼續用藥 5～7 天。

✳ 第三節　青光眼證治

青光眼是最常見的致盲性眼病之一，以眼壓升高，視神經萎縮和視野缺損為特徵。青光眼的病因病機非常複

雜，因此它的臨床表現也是多種多樣。

急性青光眼發病急聚，表現為患眼側頭部劇痛，眼球充血，視力驟降，疼痛沿三叉神經分佈區域向眼眶周圍、鼻竇、耳根、牙齒等處放射。

武當道教醫藥文獻中有「五風內障」「綠風內障」，與此病基本相同。

病因病機

暴怒傷肝，肝膽之火上擾，或外受風熱，誘動內風，或勞神過度，脾虛肝鬱，氣血不和，腎陰虧虛，虛火上炎，均可導致房水瘀滯而成本病。

辨證要點

1. 發病急，眼痠痛，頭脹痛，視物昏花。

2. 暴怒之後，眼痛如刺，頭痛如裂，視力驟降，甚至失明。

3. 頭脹頭痛，兩目昏花，視力減退。

施治方法

一、內治法

（一）風熱型

【主證】發病急，眼酸脹，頭脹痛，瞳孔擴大，視物昏花，伴有嘔吐或寒熱，舌苔薄白，脈浮緊。

【治則】散風清熱。

【方藥】清震湯：升麻 10g、赤芍 10g、甘草 6g、荊

芥穗 10g、葛根 15g、薄荷 10g、黃芩 10g、荷葉 10g、蒼朮 10g。

【加減】如有裏實，合大承氣湯。

（二）肝旺型

【主證】暴怒之後，眼及頭部見症如上。但眼痛如刺，頭痛如暴裂，視力急遽減退，甚至迅速失明，多兼噁心，嘔吐；舌苔黃白，脈象弦大。

【治則】平肝瀉火。

【方藥】瀉肝散：元參 20g、大黃 10g、黃芩 10g、知母 10g、桔梗 10g、車前子 15g、龍膽草 10g、羌活 10g、當歸 15g、芒硝 10g。

（三）肝鬱型

【主證】發病較緩，頭痛嘔逆，精神抑鬱，懶言易哭，飲食減少，胸脅脹滿，肢體不溫，瞳孔時大時小，大則視物模糊，小則轉明，頭痛時重時輕，苔白膩，脈弦細。

【治則】開鬱調中，疏肝和脾。

【方藥】加味補中益氣湯：黃蓍 20g、升麻 10g、細辛 6g，陳皮 10g、木香 10g、川芎 10g、黨參 15g、炙甘草 10g、蔓荊子 10g、當歸 10g、蒼朮 10g、柴胡 10g。

合逍遙散加減。

（四）肝腎兩虧型

【主證】發病緩慢，或反覆發作，腰膝痠痛，頭脹頭痛，兩目昏花，視力減退，瞳孔時大時小，口苦咽乾，耳鳴，舌紅苔白而中黃，脈象虛弦。

【治則】滋補肝腎。

【方藥】生地 20g、山萸肉 10g、山藥 10g、丹皮 10g、茯苓 10g、澤瀉 10g、菊花 10g、枸杞子 10g、桑葚子 10g。

二、針灸

急性青光眼：①針風池、率谷、頭維、太陽、合谷、內關、足三里、光明、太衝。

②針風池、攢竹透魚腰、率谷透絲竹空、內關、曲池、足三里、行間。

慢性青光眼：①針風池、翳明、大椎、內關、曲池、足三里、光明。

②針風池、健明 1.、健明 2.、陽白、四白、合谷、內關、足三里、光明。

✳ 第四節　外耳道癤腫證治

武當道教醫藥稱為「耳癤」「耳門癤」。病因為膽及三焦之火上升，外加熱毒所致。

【主證】外耳道紅腫，劇痛，耳屏部壓痛，潰而流膿，或有發熱、周身不適等症，舌質紅紫，苔黃膩，脈弦數。

【治法】清熱瀉火解毒。

【方藥】五味消毒飲加減：龍膽草 10g、栀子 10g、菊花 10g、金銀花 10g、紫花地丁 15g、蒲公英 20g。

腫甚者加蚤休；膿出仍腫者加天花粉。

【外治方】（1）20%黃連飲膏外塗，每日 1 次。

（2）大黃、黃連各等份，共研細末，冷茶調，外塗，每日 1 次。

✳ 第五節　化膿性中耳炎證治

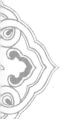

武當道教醫藥稱為「耳底流膿」，流水者稱「聤耳」。日久不癒，膿液發臭者又稱「耳疳」「耳漏」。

急性者多因膽及三焦之火上炎，外受風熱或炎熱，內火外熱，聚於耳底，蘊而成膿。慢性者多由急性遷延而成，因病久傷腎，故常有腎經虛火上擾之證。

一、急性型

【主證】耳底發癢，繼則疼痛，並有跳痛及耳竅周圍針刺樣痛，聽力減退，耳鳴作響，耳孔流稠膿或黃膿。可伴有發熱、惡寒、頭痛、周身不適等症，舌質絳，苔白，脈弦數。

【治則】清熱瀉火，兼散風熱或利濕熱。

【方藥】龍膽草 10g、梔子 10g、菊花 10g、蚤休 10g、甘草 6g。

【加減】惡寒發熱加防風 10g、桑葉 10g；濕熱重加黃柏 10g、苦參 10g。

【成藥】當歸龍薈丸，每服 10g，每日 2 次。

【外治方】

（1）鮮虎耳草葉，洗淨，搗爛取汁，滴入耳內，每日 3 次。或加冰片少許，研細和入，滴耳。

（2）黃連 10g、硼酸 2g、冰片 2g。將黃連搗碎加水一茶杯，浸泡煮沸 5 分鐘，然後將它藥研碎倒入，待全部

混勻後過濾 2 次，備用。用時將耳內膿汁拭淨，滴入三至五滴，每日 2～3 次。

二、慢性型

【主證】耳底流膿日久，或呈膿樣，或如黏附液，有腥臭味，斷續不停，聽力減退，頭昏而痛，有時低熱，舌質紅，苔少，脈細數。

【治則】滋陰降火。

【方藥】滋陰降火湯減川芎：知母 10g、黃柏 10g、當歸 15g、赤芍 10g、熟地 20g、元參 20g。

【加減】膿水多加天花粉 10g、旱蓮草 20g，頭暈加荷葉 10g。

【成藥】知柏地黃丸，每服 1 丸，每日 2 次。

【外治方】

（1）流膿發臭者：魚腦石，煅後研細末，每 10g 加冰片 1g，再同研，取少許吹耳內，每日 2 次。

（2）耳底滲水不乾者：枯礬 3g、硼砂 6g、冰片 1g，共研細末，吹入耳內，或用麻油調，滴入耳內，每日 2 次。

✳ 第六節　耳源性眩暈證治

本病根據其症狀表現，當包括在武當道教藥的「眩暈」證中。多因風陽上擾，濕痰阻逆或肝腎不足而發病。

治療法則大致有平膽、熄風、潛陽、化濕、除痰、健脾以及益腎、寧心諸法。按發病階段和個體情況不同，可配合運用。

一、風陽上擾型

【主證】眩暈如坐舟車，泛泛欲吐，兩顳跳痛，不能轉動，動則症狀加劇，甚至欲倒，面紅如醉，對聲光敏感，舌質紅，苔白，脈洪數或弦數。

【治則】息風潛陽。

【方藥】天麻 10g、鉤藤 15g、橘皮 10g、竹茹 10g、茯苓 10g、石決明 20g、龍齒 20g。

【加減】痰多加半夏，大便秘結加枳實、風化硝，證重者加羚羊角 1g。

【簡易方】天麻，以酒浸透，切片，焙乾研末，每服3g，開水沖服，每日 2 次。

二、痰濕阻逆型

【主證】除眩暈外，兼見痰濕阻逆的證候，如胸脘滿悶，噁心欲吐，甚則嘔吐痰涎，頭痛，苔白膩，脈沉滑。

【治則】健脾、化痰濕。

【方藥】半夏天麻白朮湯加減：半夏 15g、天麻 10g、白朮 10g、陳皮 10g、茯苓 10g、澤瀉 10g、神麴 10g、生薑 6g。

【加減】眩暈重者加牡蠣 20g；頭目昏沉者加荷蒂10g；體虛或病期稍久已不吐者，加黨參 15g、黃蓍 20g、麥芽 10g。

如為痰熱壅阻，眩暈虛煩，口苦嘔涎，用溫膽湯加味，即半夏、陳皮、茯苓、甘草、枳實、竹茹、天麻、荷葉蒂。

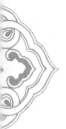

三、肝腎不足型

【主證】眩暈耳鳴，聽力減退，眼花，腰膝痠軟，精神不振，舌質淡紅，苔薄白，脈弦細無力，兩尺弱。

【治則】滋陰息風，平補肝腎。

【方藥】女貞子 15g、石斛 15g、菊花 10g、天麻 10g、何首烏 30g、牛膝 15g、珍珠母 20g。

【加減】兼眼花、視力減退，加枸杞子 20g、熟地 20g；兼心腎不交而表現少眠健忘，加棗仁 20g、遠志 10g、茯神 10g。

【簡易方】馬料豆 65g，加水煮爛，加枸杞子 90～150g，再同煮沸，連渣服，每日 1 次，可連服兩星期，以調理善後。

【針灸】針翳風、外關、風池、聽宮，配三陰交、太衝、合谷、百會。

✳ 第七節　鼻癤證治

鼻癤由肺火不清，復感熱毒所引起。腫勢輕而侷限者稱「鼻癤」；腫勢重而波及上唇，初起即見黃頭白泡者，稱為「鼻疔」。

【主證】鼻孔腫痛化膿，其痛顯著，觸動鼻翼或鼻尖即痛不可忍，膿熟時有明顯跳痛，伴有發熱、頭痛等全身症狀，舌質紅，苔少，脈數。

【治則】清熱解毒。

【方藥】黃芩菊葉湯：黃芩 10g、菊葉 10g、蚤休 10g、紫花地丁 20g、天花粉 15g、甘草 6g。

【加減】熱毒重者加金銀花 10g，咳嗽加貝母 10g。

【外治方】

（1）20%黃連飲膏塗患處。

（2）鮮菊花葉，洗淨搗汁塗鼻外及唇上腫處。

✳ 第八節　鼻出血證治

鼻出血武當道教醫藥稱為「鼻衄」。病因多為心、肺、腸胃之實火，或陰虛所生之虛火（均稱內火）灼傷脈絡，迫血妄行。

治療時，實火應以清熱、瀉火、涼血為主，視其具體症狀加入適當的引經藥物。虛火應以降火、降氣、滋陰、止血為主。

一、內治法

（一）實火型

【主證】鼻出血，頭痛口乾，怕熱喜冷，舌質紅、苔黃，脈數。

【治則】清熱涼血。

【方藥】白茅根 15g、黃芩炭 10g、栀子炭 10g、小薊 10g、茜草 10g、藕節 4 個。

【加減】肺火重，重用黃芩炭，加桑葉；心火重，加連翹，胃火重，加石膏、蘆根；便秘加大黃、枳實；肝火重，重用茜草，加龍膽草或赤芍；小便黃赤，加車前子、木通以導熱下行；若因傳染病所引起，可加貫眾炭。

（二）虛火型

【主證】鼻出血，時出時止，口渴少津，頭暈目眩，

耳鳴咽乾，心慌，虛煩少眠，腰痠體倦，小便黃，大便乾，舌質紅，脈細數無力。

【治則】育陰止血。

【方藥】仙鶴草 20g、血餘炭 10g、藕節 4 個、白芍 10g、丹皮 10g、乾地黃 20g、旱蓮草 20g。

【加減】氣虛者加沙參；血虛者加阿膠；肺虛者加天冬；胃陰虛口渴甚者加石斛；腎陰虛而有咽乾；手足心熱者加熟地、元參、地骨皮；出血多者加三七或白及；陽浮於上而見面紅赤者加懷牛膝，引熱下行。

二、外治法

1. 馬勃去外皮，剪去 1.5cm×2.5cm×0.1cm 長方形薄片，置入密封瓶中，高壓滅菌備用。用時取出，放於出血點上，輕輕加壓約 30 秒鐘即可止血。

2. 用棉球蘸白及粉，填塞鼻中。

3. 鮮旱蓮草，洗淨搗爛，塞鼻，或擠汁用棉球蘸後塞鼻。

三、簡易方

1. 白茅根 30g，水煎服。

2. 生地、翻白草各 10g，水煎加白糖服。

3. 大蒜搗爛，敷腳心。

四、針灸

針合谷、上星。肺熱加少商，胃熱加內庭。

✳ 第九節　咽炎證治

急性咽炎，大多有廣泛充血腫脹，所以武當道教醫藥

稱「咽關紅腫」。發病原因，多由外感風熱，內存伏火與痰垢引起，治宜疏散風熱，清咽化痰。

慢性咽炎，武當道教醫藥無相應的病名，根據其症狀，乾燥明顯者稱為「咽乾」，有顆粒者稱為「氣子」，有異物感者稱為「咽喉不利」。由於肝氣鬱結，氣痰不化，陰虛火旺，燻灼咽嗌而成，稱「梅核氣」。治宜舒肝理氣、清氣化痰或滋陰降火。

一、急性咽炎

【主證】咽關紅腫，現深紅色，分泌物增多，黏膜表面常覆有稠厚黏液，呈水腫樣，自覺咽部灼熱疼痛，熱雖不高，但往往惡寒，頭痛，體倦，舌苔白，脈浮數。

【治則】疏散風熱，清咽化痰。

【方藥】喉症六味總方加減：荊芥 10g、防風 10g、薄荷 10g、蟬衣 10g、桔梗 10g、甘草 6g、蘿蔔纓 15g。

【加減】若一般無汗，再加豆豉；咽腫甚便秘者，加牛蒡子；咳甚加杏仁；胸悶加厚朴、枳殼、青皮；若寒熱已退，紅腫尚重，顯火象者，可去荊芥、防風，加大青葉。

此方適用於急性咽炎之初期和卡他性扁桃體炎表現如上證候者。

【外治方】

（1）水硼散，吹患處。

（2）瑣匙丸：薄荷 3g、土牛膝 12g、西月石 12g、西瓜霜 12g、硃砂 5g、青果核炭 5g、冰片 2g。

同研細末，蜜製為丸，每重 3g，每用 1 粒含化，每

日 3 次。亦可不製蜜丸，改作散劑，名瑣匙散，噴患處。
（此方亦可用於慢性咽炎及急性扁桃體炎。）

【簡易方】

（1）咽關水腫或兼見疱疹者用鴨跖草 15g，水煎服。

（2）一般的咽紅，用桔梗 3g、甘草 2g、陳蘿蔔纓 10g，水煎服。

二、慢性咽炎

【主證】自覺咽部不適，發乾，微痛，刺癢及異物感，咽中分泌物增多，且甚黏厚，咽後壁（武當道教醫藥稱「斗底」）往往生有顆粒（武當道教醫藥稱「氣子」）。

【方藥】甘草 10g、桔梗 10g、元參 20g、天花粉 10g、浙貝母 10g、青果 10g。

【加減】後壁顆粒眾多，加錦燈籠或菰米或鮮芝麻葉；異物感嚴重加金桔皮（亦名金桔）、綠萼梅花；自覺胸中有氣上升，阻於咽嗌，去桔梗加降香，兼咳嗽，氣息不平加馬兜鈴；咽乾太甚加鮮石斛；消化不良加薺菜花。

【外治方】薄荷 3g、西瓜霜 6g、甘草 2g、水片 0.5g。

共研細末，吹患處。此方亦可用於急性咽炎及扁桃體炎。

三、肝鬱痰結（梅核氣）

【主證】咽喉部似有一物阻塞，咽喉疼痛輕，阻塞物吐之不出，吞之不下，心煩易怒，情緒不好時症狀加重，舌紅少苔，脈弦。

【方藥】法半夏 10g、竹茹 10g、厚朴 10g、枳殼 10g、佛手 10g、玫瑰花 10g、射干 15g、桔梗 10g、甘草

10g。

【加減】熱重加二花,肝鬱重加山梔、柴胡。

【簡易方】

（1）慢性咽炎,咯痰有時帶血絲,見陰虛火旺諸證者,雪裡青 10g,水煎服。

（2）慢性咽炎,咽後壁濾泡增殖,咽中不爽,用鮮芝麻葉 5～7 片,分兩三次嚼爛,慢慢嚥下,常用即可利爽。

【針灸】太谿、照海、魚際。

※ 第十節　扁桃腺炎證治

武當道教醫藥稱扁桃體為「喉蛾」。病因多係內有痰熱,外夾風火,治宜清化。常見類型如下:

一、急性卡他性扁桃體炎

武當道教醫藥稱急性卡他性扁桃體炎為「喉蛾紅腫」。

【主證】兩側扁桃體充血腫大,自覺疼痛,吞嚥時加重,伴有發熱,惡寒,頭痛,頸項轉動不利,舌苔較厚,脈數或滑。

【治則】清咽散火,化痰消腫。

【方藥】薄荷 10g、葛根 15g、豆豉 10g、枳殼 10g、甘草 10g、山豆根 10g、蘿蔔纓 10g、藏青果 10g。

【加減】痰多加桔梗、象貝母;咽乾加元參;脘悶不思飲食加青皮;兼關節痛加防風、絡石藤。

【針灸】取肺、胃、大腸經穴為主,用瀉法。可針少

商、尺澤、合谷、陷谷。

以上穴位亦適用於急性咽炎痛甚者以及扁桃體周圍膿腫。

二、慢性扁桃體炎

【主證】扁桃體腫痛，時發時癒，一般無熱。勞累後症狀加重，口中有穢氣，自覺乾燥。

【治則】滋陰清熱，利咽消腫。

【方藥】元參 20g、山豆根 10g、馬勃 10g、浙貝母 10g、金蓮花 10g、甘草 6g。

【加減】口中氣味重加黃芩、知母；咽乾重加熟地、石斛；淋巴結腫大加蒲公英、土貝母；痰帶血絲，顯陰虛火旺者，可加雪裡青。

【簡易方】金蓮花 5g，沏茶常飲並含漱。此方常用，可預防急性發作，又可兼用於慢性咽炎。

三、扁桃體周圍膿腫

武當道教醫藥稱扁桃體周圍膿腫為「喉癰」。

【主證】患乳蛾二三日，症狀日見加重，紅腫擴散於四周，疼痛集中於一側，吞嚥時更甚，放射到同側耳內，甚至吞嚥流汁時，竄入鼻腔。初起常有寒熱往來，舌苔甚厚，脈浮數。

【治則】祛痰消腫散瘀。

【方藥】紫荊皮 10g、浙貝母 10g、甘草 10g、蚤休 10g、土牛膝 10g。

【加減】胃實，大便不行，可與涼膈散同用；膿已形成，加炮山甲、皂角刺；已自潰或已開刀，膿不淨者，加

天花粉、旱蓮草。

喉癰出膿後，應涼血解毒，服下方數劑。預防再發，鮮枸杞葉 50g，水煎服，或用嫩葉加佐料做菜吃。

✳ 第十一節　牙體疾病證治

一、齲齒

武當道教醫藥治療齲齒，多於中、後期自覺或他覺症狀明顯時使用，故不深述。民間流傳的局部止痛藥很多，較常用者如花椒、細辛、五倍子、芒硝等。任選一味，研細末塞入齲洞。

或用楊柳樹根 30～60g，洗淨搗爛蒸濃湯，待稍溫含漱，頻漱有效。

【針灸】上牙痛，針下關、內庭、合谷；下牙痛，針合谷、頰車、下關。

二、牙本質過敏症

本病多採用外治護齒法治療。可用蓽撥 3g、烏賊骨 12g，共研細末，用濕牙刷蘸藥粉反覆刷患處，每天 1～2 次；或用刺疾藜，研為極細末刷牙；或用紅茶泡濃，含漱，每日 5～6 次；或用生大蒜外擦，咀嚼。

✳ 第十二節　牙周病證治

武當道教醫藥針對本病紅腫、出血、溢膿等現象稱之為「潰槽」。多由胃、大腸二經有熱（火），隨經薰灼於上所致。

牙齦萎縮及牙齒鬆動者，稱為「暴骨」「搜牙」，係

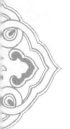

因腎氣虛而齒不固。胃腸實火，治宜清胃為主，佐以清大腸。腎虛者，治宜益腎為主。

常見的牙周病有如下幾種。

一、牙齦炎

（一）宣腫型

【主證】牙齦宣腫，其色暗紅，表面平滑發亮，時有黃紅色滲出物，口臭，舌苔黃或厚，脈洪。

【治則】清胃熱。

【方藥】清胃散加味：石膏 30g、升麻 10g、生地 20g、丹皮 10g、當歸 15g、黃連 10g、絲瓜絡 10g。

【加減】腫甚者加馬勃、牛蒡子 15g。

（二）出血型

武當道教醫藥稱為「牙宣」，又稱「齦宣」。

【主證】牙齦出血，尤多見於胃火，舌紅少苔或有黃苔，脈多數。

【治則】清胃涼血。

【方藥】鮮蘆根 20g、西瓜翠皮 20g（也可用乾的）、竹葉心 10g、綠豆 10g、絲瓜皮 10g（也可用絲瓜絡）、荷葉 10g。

可選加生石膏 30g、鮮生地 20g、銀花 10g，大腸有火者加槐花。

【外治方】

（1）旱蓮草 60g、青鹽 15g，同炒焦，研末拭齒。

（2）新鮮槐花 60g，骨碎補、生石膏、煅食鹽各 12g，同搗曬乾，再研細末，每日擦牙。

✳第十三節　單純性牙周炎證治

【主證】咀嚼時，鬆牙刺激牙周膜發生鈍痛，舌根多暗紅，兩尺脈多虛。

【治則】益腎清胃。

【方藥】骨碎補 20g、熟地 20g、山藥 15g、丹皮 10g、柿霜 10g、蘆根 10g。

【加減】胃火重者加生石膏。

【外治方】

（1）香附 60g，青鹽 15g，研末，酌加薑汁，每日擦牙，甚效。

（2）生石膏研極細末，每晨用以擦牙。

✳第十四節　牙周變性證治

【主證】牙齒鬆動移位，牙周袋有膿液滲出，有時發生疼痛，飲食不香，精神不振，舌質暗，苔布不勻，脈弱，尺部尤虛。證屬腎虛日久，影響脾胃。

【治法】補腎為主，佐以扶脾。

【外方】骨碎補 30g、補骨脂 10g、狗脊 15g、玉竹 20g、黨參 20g。

【加減】膿多者加皂角刺 10g；腎陽虛者酌加鹿角 10g；齒動搖者加苦參 10g。

【外治方】

（1）骨碎補炒黑研末，擦牙。

（2）羊脛骨 60g，煅研為末，加青鹽 6g 同研擦牙。

【簡易方】

（1）骨碎補、地骨皮、石斛各 10g，甘草 3g，水煎服，亦可加苦參 6g。用於腎陰偏虛者。

（2）骨碎補、元參、蜂房各 10g。水煎服，用於出膿無定處者。

✳ 第十五節　口腔化膿性炎症證治

急性者武當道教醫藥稱為「牙癰」。病由胃經積熱上擾，又感外風，風熱壅塞，以致肉腐成膿。屬於陽證，治宜清熱消腫，排膿祛毒為主。

慢性者，經過較慢，僵腫不消，開口困難，寒熱如瘧，甚至出膿後遺留瘻管或發現死骨，武當道教醫藥稱「骨槽風」，又名「牙槽風」「附骨風」「牙漏」等。多由鬱怒傷肝，致筋骨緊急，思慮傷脾，致肌腐成膿；飲食太過，腸胃積垢不化，醞釀上蒸，致膿氣臭穢，腎氣衰敗，則齒槁骨枯，故有死骨脫出。

這些現象屬於陰證，久延則氣血兩虛。初起治宜溫散回陽，久病治宜雙補氣血。

現按上述陰陽兩型分述如下：

一、陽證型（牙痛）

【主證】牙齦腫，跳痛，口尚能開，發熱惡寒，舌苔較厚，脈浮數。

【治則】散風、清熱、消腫。

【方藥】芎菊茶調散加減：川芎 10g、菊花 10g、太和茶（或青茶）6g、薄荷 10g、荊芥 10g、防風 10g、白

芷 10g、甘草 10g、蚤休 10g。

【外治方】消腫散：薄荷 2g、白芷 1g、蒲黃 2g、黃柏 2g、甘草 2g、膽南星 2g、枯礬 2g、雄精 1g、硼砂 50g、梅片 6g。

上藥共研細末，外用於患處，每日 3～4 次。

二、陰證型（骨槽風）

【主證】牙周腫痛，張口不利，僵腫連及頰外，難於進食，寒熱往來，舌質青暗，舌苔厚膩，脈沉弦。

【治法】舒肝和脾，溫散凝結。

【方藥】陽和湯加味：白芥子 10g、炮薑炭 10g、甘草 10g、麻黃 10g、肉桂 5g、鹿角膠 10g、熟地 20g、鬱金 10g。

【加減】頭痛劇烈，患部有化膿傾向者，加川芎 10g、白芷 10g；膿已成，加炮山甲、皂角刺 10g。

【成藥】病久氣血兩虧可用人參養榮丸或十全大補丸。

【外治方】

（1）金黃散用茶水和醋調膏外敷。

（2）紫金錠磨汁外敷。

【針灸】針大迎、下關、行間。

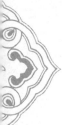

導引養生功

全系列為彩色圖解附教學光碟

張廣德養生著作　每冊定價350元

定價350元

定價350元

定價350元

定價350元

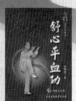
定價350元

定價350元

定價350元

定價350元

定價350元

定價350元

輕鬆學武術

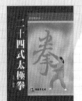
定價250元

定價250元

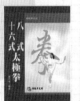
定價250元

定價250元

定價250元

定價250元

定價250元

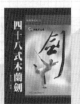
定價250元

定價280元

定價330元

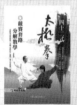
定價250元

定價250元

太極跤

定價300元

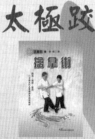
定價280元

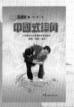
定價350元

彩色圖解太極武術

定價220元

定價220元

定價220元

定價220元

定價350元

定價350元

定價350元

定價350元

定價350元

定價350元

定價350元

定價350元

定價350元

定價220元

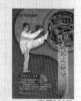
定價220元

定價220元

定價350元

定價220元

定價350元

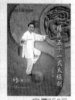
定價350元

定價220元

定價220元

定價220元

養生保健 古今養生保健法 強身健體增加身體免疫力

 醫療養生氣功 定價250元

 中國氣功圖譜 定價250元

 少林醫療氣功精粹 定價250元

 龍形實用氣功 定價220元

 魚戲增視強身氣功 定價220元

 道家玄牝氣功 定價200元

 仙家秘傷祛病功 定價160元

 少林十大健身功 定價180元

 中國自控氣功 定價250元

 醫療防癌氣功 定價250元

 醫療強身氣功 定價250元

 醫療點穴氣功 定價250元

 中國八卦如意功 定價180元

 正宗馬禮堂養氣功 定價420元

 道家秘傳內丹功 定價300元

 三元開慧功 定價250元

 防癌治癌新氣功 定價180元

 靈定與佛家氣功修煉 定價200元

 顛倒之術 定價360元

 簡明氣功辭典 定價360元

 八卦三合功 定價230元

 朱砂掌健身養生功 定價250元

 抗老功 定價230元

 意氣按穴排濁自療法 定價250元

 健身祛病小功法 定價200元

 張氏太極混元功 定價250元

 中國少林禪密功 定價200元

 郭林新氣功 定價400元

 太極 定價280元

 現代原始氣功 定價400元

 開脈太極 定價300元

 定價300元

 太極內功養生法 定價180元

 無極養生氣功 定價200元

 小周天健康法 定價200元

 易筋經 定價350元

 沈氏經 定價400元

 精功易筋經 定價200元

 武當劍門七心活脈法 定價280元

 手杖健身法 定價200元

 武當道教養生導引術 定價180元

 武當道教養生長壽功 定價200元

 太極拳內功養生心法 定價280元

 意拳 定價280元

 靜坐要訣 定價200元

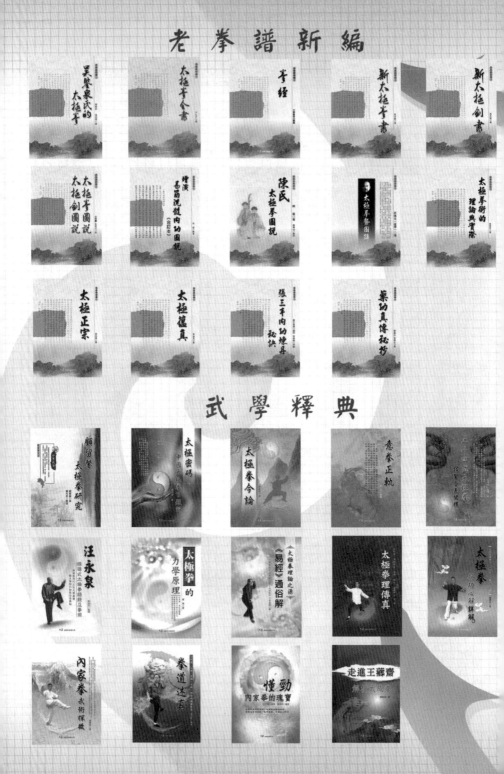

運動精進叢書

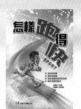
定價200元

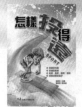
定價180元

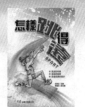
定價180元

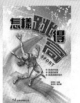
定價180元

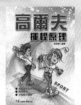
定價220元

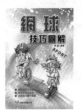
定價220元

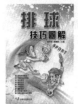
定價230元

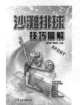
定價230元

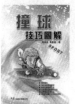
定價230元

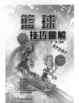
定價220元

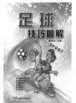
定價230元

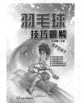
定價220元

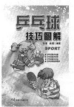
定價220元

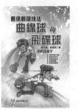
定價300元

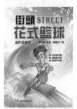
定價280元

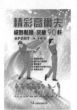
定價330元

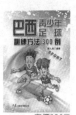
定價230元

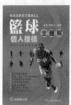
定價300元

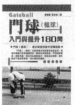
定價230元

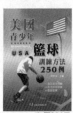
定價280元

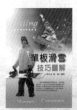
定價350元

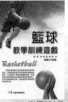
定價280元

定價280元

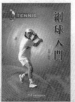
定價250元

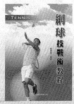
定價220元

太極武術教學光碟

太極功夫扇
五十二式太極扇
演示：李德印 等
(2VCD)中國

夕陽美太極功夫扇
五十六式太極扇
演示：李德印 等
(2VCD)中國

陳氏太極拳及其技擊法
演示：馬虹(10VCD)中國
陳氏太極拳勁道釋秘
拆拳講勁
演示：馬虹(8DVD)中國
推手技巧及功力訓練
演示：馬虹(4VCD)中國

 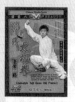

陳氏太極拳新架一路
演示：陳正雷(1DVD)中國
陳氏太極拳新架二路
演示：陳正雷(1DVD)中國
陳氏太極拳老架一路
演示：陳正雷(1DVD)中國
陳氏太極拳老架二路
演示：陳正雷(1DVD)中國
陳氏太極推手
演示：陳正雷(1DVD)中國
陳氏太極單刀・雙刀
演示：陳正雷(1DVD)中國

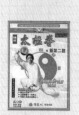 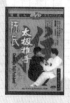

郭林新氣功
(8DVD)中國

本公司還有其他武術光碟
歡迎來電詢問或至網站查詢
電話：02-28236031
網址：www.dah-jaan.com.tw

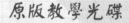

原版教學光碟

歡迎至本公司購買書籍

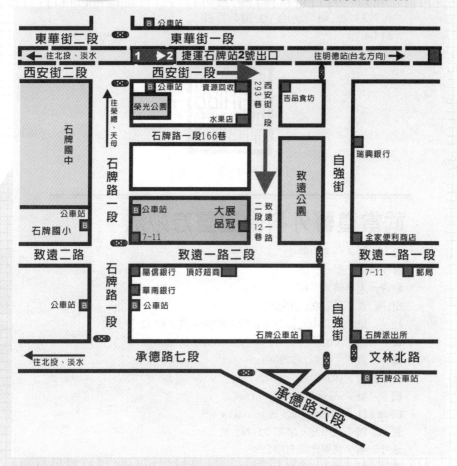

建議路線

1. 搭乘捷運‧公車

　　淡水線石牌站下車，由石牌捷運站2號出口出站(出站後靠右邊)，沿著捷運高架往台北方向走(往明德站方向)，其街名為西安街，約走100公尺(勿超過紅綠燈)，由西安街一段293巷進來(巷口有一公車站牌，站名為自強街口)，本公司位於致遠公園對面。搭公車者請於石牌站(石牌派出所)下車，走進自強街，遇致遠路口左轉，右手邊第一條巷子即為本社位置。

2. 自行開車或騎車

　　由承德路接石牌路，看到陽信銀行右轉，此條即為致遠一路二段，在遇到自強街(紅綠燈)前的巷子(致遠公園)左轉，即可看到本公司招牌。

國家圖書館出版品預行編目資料

武當道醫外科臨證靈方妙法 / 尚儒彪編著.
——初版，——臺北市，品冠文化，2015 [民 104.03]
　面；21公分—（武當道教醫藥；02）
　ISBN　978-986-5734-22-0（平裝）

1. 外科　2. 辯證論治　3. 道教修鍊
413.4　　　　　　　　　　　　　　　103028058

武當道醫外科臨證靈方妙法

編　　著/尚儒彪
責任編輯/郝　志　崗
發行人/蔡　孟　甫
出 版 者/品冠文化出版社
社　　址/臺北市北投區（石牌）致遠一路 2 段 12 巷 1 號
電　　話/（02）28233123，28236031，28236033
傳　　真/（02）28272069
郵政劃撥/19346241
網　　址/www.dah-jaan.com.tw
E - m a i l / service@dah-jann.com.tw
登 記 證/北市建一字第 227242 號
承 印 者/傳興印刷有限公司
裝　　訂/承安裝訂有限公司
排 版 者/菩薩蠻數位文化有限公司
授 權 者/山西科學技術出版社
初版 1 刷/2015 年（民 104 年）3 月　　　　定價 / 300元

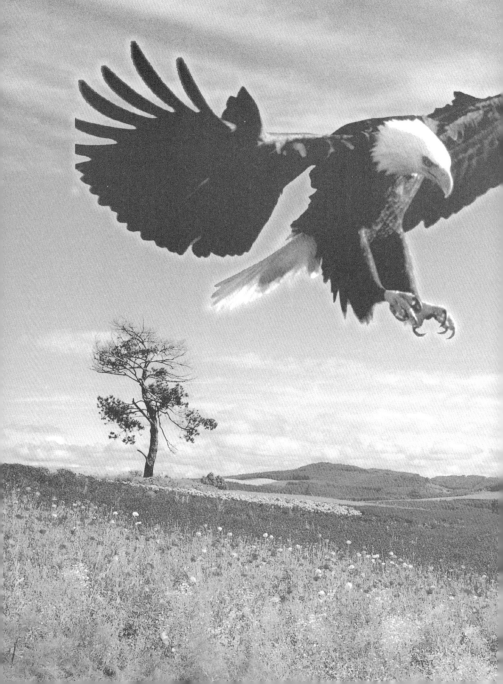

大展好書　好書大展
品嘗好書　冠群可期

大展好書　好書大展
品嘗好書　冠群可期